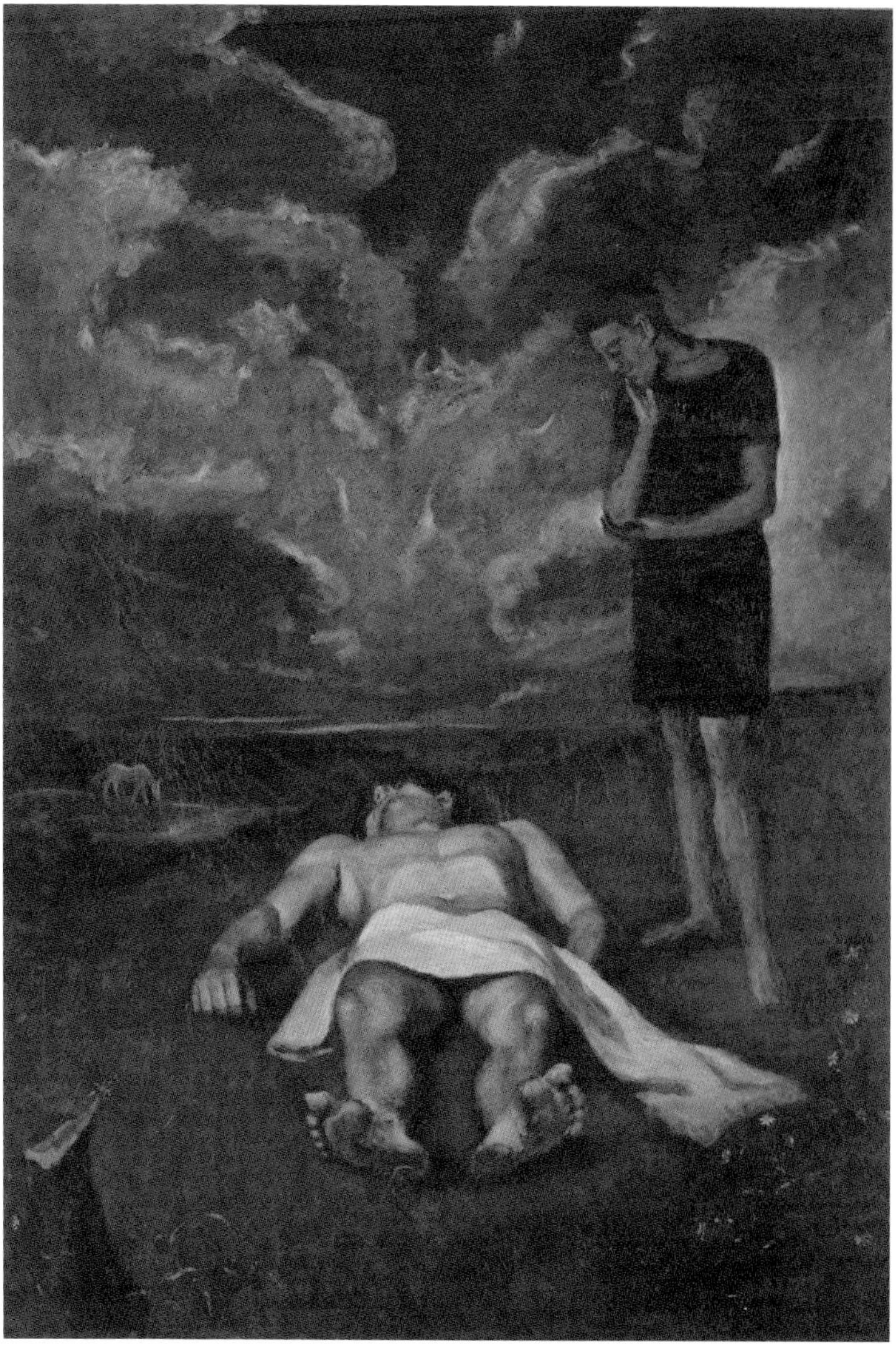

死を生きる

訪問診療医がみた709人の生老病死

小堀鷗一郎

朝日新聞出版

小尾俊人氏に捧ぐ

カバー装画　小堀四郎
「蓼科（月明かり）」
1962年（茅野市美術館蔵）
口絵　小堀四郎
「死」
1941年（世田谷美術館蔵）
本文図版作成　加賀美康彦
装幀本文デザイン　柳沼博雅

はじめに

2018年にみすず書房から出版された『死を生きた人びと――訪問診療医と355人の患者』は私が2005年から10年余りの間に看取《みと》った患者の記録である。在宅医療で遭遇する死は無名の市井の人びとの死がすべてであると言っても過言ではない。社会が全く関心を示さない死という表現は必ずしも実情を表していない。我々が日常遭遇する死には、家族にも知られることがない死、そして家族が知っていても関心を示さない死も決して稀《まれ》ではないからである。重要なことは、それにもかかわらず患者一人ひとりに語るべき豊かな人生があり、彼らがその辿《たど》ってきた自らの人生に深く根差した死に方を望んだ、という実体験である。『死を生きた人びと』は偶然の成り行きで、その一人ひとりの人生の生き証人となった元外科医の、死者へのオマージュと言うことができる。

この書は２０１９年の日本エッセイスト・クラブ賞を受賞した。我が国のエッセイストと呼ばれる人びとの数を考えると大きな名誉であるが、私にはそのような認識はなく、心の昂《たかぶ》りもなかった。富と名声を画業の妨げと考え、画壇に属さず、絵を売らず、無名のまま96年の一生を終わった父親の存在が常に身近にあったためである。

受賞から現在に至る５年間、在宅診療医としての業務に従来通り傾注する原動力となったのは多くの無名の読者から寄せられたコメントである。

忘れてならないのは、こんな先生が身近にいてくれても、実際問題病める人の苦痛や死の恐怖はなくなるわけではないこと。私は死際の苦しみ、孤独、絶望、・・・そんなものが恐い。ゴミのようになって死ぬのが恐い。しかしこの本を読みこむうちに、あるいは美しい「死際」もあるのかもしれないと思えてきた。不思議だが方向を変えて、死は苦しいけれど最期の大仕事、と思えてきてもいる。

頑張って力を尽くして生きて、力を尽くして死のうと思う。そんな風に人生の価値の見直しをさせていただきました。ありがとうございました。

〈アマゾン　カスタマーレビュー〈２０１９年12月19日〉より〉

ＴＶ番組、御著とも、現在の私にとってはある意味、勇気づけられる刺激でありました。僭越《せんえつ》な言い方ですが、死というものへの親和感が湧き、自然な受け入れが出来るような気持ちにしてくれました。（決して諦念で自棄になっている訳ではありません）。

拙宅で家内も娘たちも、病状の見通しに関しては承知しているものの、普段は一切話題にしていません。私の今の心境を知ってもらい、不安で悲観的な気持ちを少しは和らげてやりたいと思います。せめて、不安や不条理を感じながら病に対峙《たいじ》しているのではないことを理解してもらいたい、と思っております。生意気な感想を申し述べて恐縮です。

（知人よりの私信）

私が看取った人びとの死が読者に死と向かい合う勇気を与えた。普通の人の死が普通の人達に勇気を与えた。それを伝えたのは私だ。私にとってこれ以上名誉なことはない。

以前観たＢＢＣフィルムズの「否定と肯定」はアウシュヴィッツにおけるユダヤ人のホロコーストの真偽をめぐる歴史学者同士の裁判記録を基にしたドラマである。長期に及ぶ、困難な裁判に勝訴した女性弁護士が、敗れた原告に対するコメントを拒否し、犠牲者に向けた言葉が記憶に蘇《よみがえ》った。

「あなた方は記憶され、苦しみの声は届いた」

本書『死を生きる』は朝日新聞出版の月刊PR誌「一冊の本」に2020年4月から全15回で連載した「人それぞれの老いと死」を基にしている。『死を生きた人びと』以降の5年間に倍増した看取り事例と向き合いどのような進化を遂げるべきかを模索した記録である。

死を生きる

訪問診療医がみた709人の生老病死

目次

はじめに　3

第1章　在宅死をめぐる希望と現実　11

1　訪問診療医前史　12
2　「老い」は克服すべきものか　27
3　新型コロナウイルス蔓延下の在宅医療　37
4　在宅死のアポリア　49

第2章　命を終えるための医療
――人それぞれのカルミネーションを求めて　61

1　Culmination（カルミネーション）――最期の望み　62
2　「生への医療」から「死への医療」へのターニングポイント　71

3　アドバンス・ケア・プランニング（人生会議）は社会に浸透するか　81
4　海の見える家――ある夫婦の物語　91

第3章　医療と介護　107

1　医療と介護の境界　108
2　介護難民と死の差別化　122
3　異業種の介護業界参入　136
4　営利追求と良質で適切な医療の提供　148

【対談】在宅医療のパイオニア・黒岩卓夫氏との対話　163

おわりに　在宅医療の近未来　207
謝辞　219

本文で患者さんの事例を紹介していますが、患者さんご本人、ご家族、ご親族のプライバシー保護のため、内容に一部変更を加えています。

第1章　在宅死をめぐる希望と現実

1　訪問診療医前史

私が医者になる道を選んだのは、多くの方々が想像するような、祖父森鷗外と同じ道を選ぶことを両親から勧められた、といった理由からではない。画家であった父と随筆家であった母が姉と私を成城学園初等学校（小学校）に入れた理由は、学園の掲げる「自由教育」の理念に賛同したこと、大学までエスカレーター式に進むことができるということ、その2点であった。ただ両親共に口には出さなくても、私が何らかの芸術に関わる職業に進むことは望んでいたと考えられる。その根拠は、私が小学校高学年になって作句に熱中したときと中学生になって自発的に油彩を何枚か描いたときに見せた両親の喜びが想像以上のものであったという記憶である。

成城学園初等学校は教壇も試験も通信簿も宿題もなく、我々はただ毎日学校に出掛けて行って好きなことをやっていればよかった。カリキュラムもユニークで、「遊び」や「散歩」の時間、（「国語」の時間と別個に）「文学」の時間があったし、また「映画」の時間もあった。映画の時間には、先生はチャップリン作品が多くの観客を集めたのは被支配者が支配者を困惑させるというストーリーのせいであることを教えた。これは生徒たちに階級社会が存在することを朧《おぼろ》げに悟らせる結果となった。また、ある日の授業は黒澤明監督「羅生門」の続きを書くことに費やされた。クラスは30数名の児童からなり、数名がグループを作って机を囲み、担任は昼食時には順番に各グループに席を設けて児童と一緒に弁当を食べた。それぞれのグループは頻回に演劇を上演することになっており、その背景には、演劇は自己表現を豊かにする、という理念があったようである。お互いに80歳を超えた昨今、小学校時代の友人に自己主張の強い人間が多いように思われるのはそのせいかもしれない。

中学校になると何人かの新しい友人が入ってきて、試験も成績表も普通にあったように記憶するが、親がわが子の学業・進路に関心を持って学校に出向かない限り、学校からの働きかけは一切なかった。私は両親から勉学に励むように言われた記憶は全くないが、ユーディ・メニューイン（バイオリン奏者・指揮者）、ジョルジュ・デュアメル（作家・詩人）、セルマン・ワックスマン（医学者・抗生物質ストレプトマイシン発見者）など、種々の演奏会や講演会に、本人が理解するしないに関係なく、連れて行かれた記憶がある。後年姉の話によると「領域が何であれ、若い時から一流のものに触れさせておく」という考えが両親に共通していたようである。学校の自由教育と親の自由放任の結果、私は小学校6年間の延長として自らのペースを乱すことなく、すなわち学業に全く関心を持つこともなく、遊びとサッカーに熱中して3年間を過ごした。

私が医者になる道を選んだのは塚原《つかはら》己成《きせい》君という中学校の同級生の勧めによるものである。彼は幼稚園から成城学園に在籍し小学校入学の私とは中学校で初めて同じクラスとなった。塚原君は同級生の中でただ一人〝大人〟であった。目鼻立ちの整ったいわゆる眉目秀麗、理由はわからないが皆が成城学園スタイルの丸帽をかぶっている中、一人庇《ひさし》のついたいわゆる学生帽をかぶり、これが本来ミスマッチのはずの、紺色のジャージ・ネクタイの制服姿とよく調和して見えた（写真）。彼の発言は常に理路整然としており、よく通る声で嚙《か》みしめるようにゆっくり話す声にすべての級友は耳を傾けた。彼の仏教についての研究論文「無の境地とは」はガリ版刷りとなって我々の国語の教科書の役割も果たした。

中学3年の卒業間近の頃と記憶する。塚原君から成城池（学園敷地内にある池）に呼び出され、「君は将来何になるのか」と聞かれた。家庭内で話題に出たことはなかったし、自分で考えたこともないので、その通り答えると彼は厳かに、自分は医者になる。医者ほど尊い職業は存在しない、と滔々《とうとう》と医者礼賛を行い、結論は君も医者になるべきであるという助言半分の命令を下される結果となった。私はさしたる理由もなく、塚原君の指示に従って、既定方針であった成城学園高等学校進学を都立高校受験に切り替えて医科大学進学を目指すこととした。この時の心理は今振り返っても確たる記憶がなく説明困難であるが、あえて言うならば、父親に強制的に連れていかれた講演会のワックスマン博士の発見した抗生物質が私の養育に専従したお手伝いさんの結核を治癒させた、という事実も多少は影響したかもしれない。ただ総じていえば、塚原君に説伏《せっぷく》されたということであろう。

私の両親は夫々《それぞれ》が自分の仕事に熱中していたし、息子がエスカレーター式に大学まで進学するものと決めていたので、突然の進路変更に戸惑うことが多々あり、結局塚原君のご両親（いずれも医師）が私の両親に代わって私の進学に関する一切の業務を代行することとなった。当時大学進学を目指す場合、都立の進学校に進むことが第一歩であったが、私の学力では、そもそも都立高校に入学すること自体不可能であった。塚原ご両親のお考えはまず成城学園（すでに退学してしまっていた）以外の私立高校に籍を置き、そこから都立戸山高校の編入試

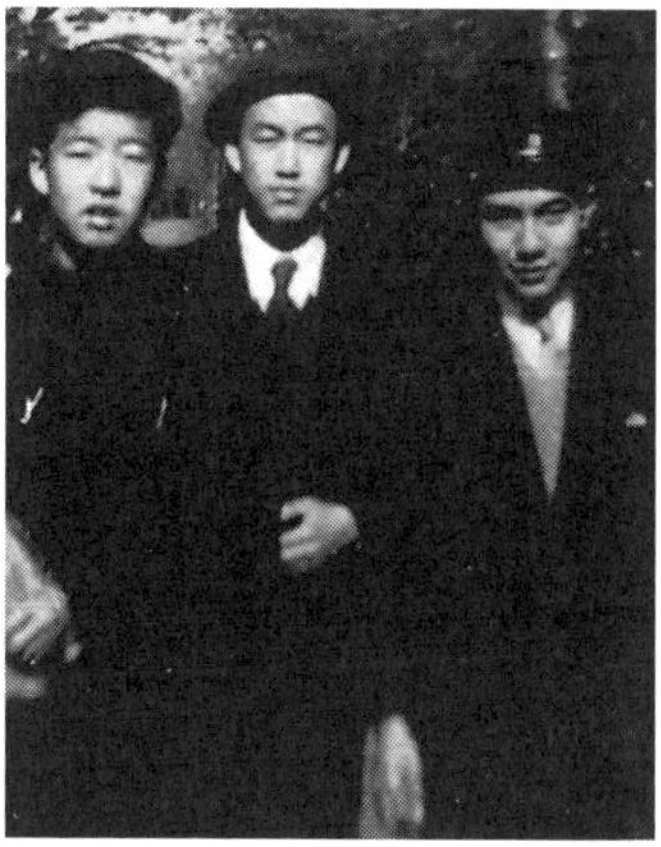
学生帽を被った塚原君（右端）、成城の同級生と。左端が小堀

験を目指す、というもので、私立高校の選定、家庭教師の紹介、その後の編入試験の段取りまですべて塚原ご両親の手によって進められた。

　都立戸山高校卒業後2年間の浪人生活を送った後東京大学教養学部理科2類に入学し、直ちに当時の東京大学ア式蹴球（アソシエーションフットボール＝サッカー）部に入部した。東大は長らく関東大学1部リーグの強豪の一つに数えられていたが、私が入学した年の2年前に、2部に転落、翌年には本郷農学部グランド脇に合宿所が完成し、先輩現役が一丸となって1部復帰を目指していた。成蹊、青山学院、教育大附属など中学校対抗試合で顔を合わせたことのある部員が何人も居て、合宿所から猛練習の合間に〝特に許されて〟駒場に通う生活は天国であった。お陰で2年目の春季リーグ戦（当時の新人戦）では早稲田大学を2―0で下し、慶應大学とは0―0で引き分けたが、学業は理科2類400名中363番であった。夏の山中湖合宿直前、主将に呼び出され退部を勧められた。このままでは東大の1部復帰も小堀の医学部進学もあぶはち取らずになるという理由である。今にして思えば当時の大学4年生は大人であった。退部した年の秋、2部で優勝しながら入れ替え戦で法政大学に0―2で敗れた仲間たちを観客席から眺めた寂寥《せきりょう》感は忘れられない。大人の主将の危惧が的中し、私は翌春の医学部入学試験に落ち研数学館の医学部受験コースに1年通うこととなった。家庭の事情で同じくサッカー部を退部した韓国籍の後輩と在日韓国チームに加えてもらい、週末は小石川サッカー場に通ったが、何といっても駒場時代と異なり受験勉強が主なる生活であった結果、翌年医学部に入学した。今指折り数えてみると、成城学園初等学校入学から東京大学医学部入学までの受験回数は15回に上り、その内訳は合格が7回、不合格が8回である。

医学部4年間は前半の2年が基礎医学、後半の2年は臨床医学を中心に学んだが、2年目には外科の道に進むことを心に決め、外科に行けば縁遠くなる内科系の勉強に力を入れた。外科を選んだ理由は極めて単純で、より広い範囲で人命の救済に貢献できると考えたからである。医学部在学中の4年間で強烈な印象を残した経験が2回あった。耳鼻咽喉科の系統講義の中である教官の発言「この病院には全国の病院から診断・治療の困難な患者が紹介されて来る。ここから紹介できるところはもはや天国しかない」。もう一つは若い男性の心臓弁膜症手術が種々の合併症を併発した上、死の転帰《てんき》を辿《たど》り、「ひどい目にあった」。これは心臓外科の系統講義の際の教官の発言である。この時、若い学生であった私の印象は、「この大学は傲慢という一言では表現できない、特殊な人間が住む世界である」というもので、卒業後東大病院に在籍した28年間消えることのない思いでもあった。

1965（昭和40）年卒業後、腹部外科を主たる対象領域とする第一外科学教室に入局し、爾後《じご》40年余りに及ぶ外科医のスタートを切ったわけであるが、私の外科医としての人生に最も大きな影響を与えたのは3人の先輩である。

学生時代の外科学講義・実習で教えを受けた石川浩一先生からは、深い学識経験と温かな人間性が感じられた。これが第一外科入局を決めた理由である。国家試験後のある夕べ、入局希望者と教授が会食する機会があった。全学共闘会議および新左翼の学生が、東京大学本郷キャンパス安田講堂を占拠した東大安田講堂事件前夜という時代の風潮もあって、一部の入局希望者からは先鋭的な発言もあったが、私は「我々は何の判断能力もないまま、ただ優れた外科医を志して、あなたの教室に入局した。先生にはこれに応える重い責任があることを自覚していただきたい」と申し上げた。教授は苦笑いをして「これはまた古風な言い方だね。こちらも古風な言い回しで答えよう。『悪いようにはしない』」。

入局2年目の出張先として佐分利《さぶり》六郎先生が外科部長を務める同愛記念病院を選択した。医局長から佐分利先生こそが腹部外科本流であると繰り返し聞かされていたからである。同愛記念病院外科の教育システムはまさに〝佐分利流〟であった。完璧な初級外科医教育マニュアルが（今日のように）文章化されてはいないが完成されていて、その実地訓練はマニュアル通りに行われた。一定数の虫垂切除術を行って初めて、佐分利先生の虫垂切除術の助手を務めることが許される。許されて助手を務めても佐分利先生の手術操作の流れを阻害するような動きがあると、佐分利先生のマスクの中から鼻を鳴らすような特有の音声が聞こえて来て、音声が３回発せられた場合、助手は先輩助手に交代となると先輩から脅かされたが、幸いそのような事態は発生しなかった。

入局２年目の１９６６年９月の土曜日、台風接近で強風の吹き荒れる夜、私は聖母病院の当直を務めていた。夜半過ぎに手術室から呼び出され、産科手術中に起こった腸管損傷の処置を依頼された。回腸の一部が数センチにわたって変色し、一見して腸管の切除が必要であることが判明した。医師免許取得後未だ数か月、執刀経験はわずかであったが、末端の助手として腸管切除の段取りは何回も目にしていたので、チャンスとばかり切除に取りかかった。しばらくして体格の良い見知らぬ医師が、それまで助手を務めていた産科医とさりげなく交代して、それと同時に手術の主導権が相手に移ったようで手術は短時間で終了した。これが聖母病院外科部長帍田主一《とらだしゅいつ》先生との最初の出会いである。初めて見る若い外科医の力量に不安を覚えた手術室のベテラン婦長が帍田先生に一報を入れたということであった。帍田先生の卓越した手術手技は医局でも有名で、滅多に人を褒めることのない古株の病棟医長が、「帍田の前に帍田なく、帍田の後に帍田なしですよ」と評していられるのを耳にした記憶がある。私はその後20年余り、外国に留学したり、地方に出張したりした期間を除いてほぼ週1回、聖母病院の手術室に出入りした。

入局３年目は各自が専門領域を決めることになっており、私は上部消化管を選んで以後胃・食道疾患の研究と診療にエネルギーを傾注した。特に医局中堅から病棟講師に進むころからは食道がんに専門的に取り組んだ。その理由は、食道がん手術が極めて難度が高い手術であったからである。

大学医局員の生活といっても、診療・教育・研究以外の場面においては、一般社会と何ら変わるところはない。周囲の複雑な人間関係、出世競争、上役への気遣い、部下の面倒見、すべて会社や官庁と変わるところはないように思われる。私はその中で世俗性と純粋性のバランスをとりつつ19年間を過ごし、最終的に自分より年齢が若く、学年は上で、若い時から家族ぐるみ親しい関係にあった同僚に教授選考で敗れて大学を去ることとなった。大学を去る直前に就いた助教授のポストは友情の証であるとは新教授本人の弁である。『白い巨塔』に描かれているように、大学医局の世界では教室主任教授になることが最終ゴールであることを考えれば、まさにバランスの取れた28年間といえよう。

世俗性と純粋性のバランスとは、私が幼少時から直接的、間接的に、身近にみてきた父親（小堀四郎）と母方の祖父（森林太郎＝鷗外）の生き方を参考にして私が独自に編み出した処世術である。

父は東京美術学校（現・東京藝術大学）で藤島武二《ふじしまたけじ》に師事した洋画家である。卒業後5年間のパリ留学を終えて帰国したが、その2年後の1935年、帝国美術院改組に伴う画壇の混乱に失望し、恩師藤島の助言もあって33歳で画壇を離れた。ひたすら画業に専念した間の生活は、敗戦までは父が親から贈与された家作を原資とし、敗戦後は母（小堀杏《あん》奴《ぬ》）の文筆活動によるところが大きかった。父が96歳で没した時、残された画作の市場価値が問題となったが、税務署は父を画家として認定しなかった。一生作品を売らず、いかなる美術家団体にも属さず、従って美術家名鑑にその名が無かったためである。それは父が自ら選んだ人生の結末であり、〝純粋性の極致〟ともいえよう。

母方の祖父森林太郎は裕福とはいえない地方士族の家に長男として生まれ、幼いときは一族郎党の、長ずるに及んでは近代化を目指す国家の期待を一身に集めて、官僚としても、文学者としても頂点を極めた人物である。この〝世俗性の極致〟が、祖父が心から望んだ人生であったか否かは、多くの研究者や評論家が様々な立場と思惑の中で、種々の解釈をなしているが、私は祖父がそのような現実と遠く離れた見果てぬ夢を実現できないまま、この世を去ったと考えている。それは祖父の遺書と祖父が人生の最終段階で心血を注いだ史伝についての加藤周一氏の論述から読み取ることができるように思われるのである。

「余ハ石見人森林太郎トシテ死セント欲ス（中略）墓ハ森林太郎墓ノ外一字モホル可ラス」

彼が抽斎、蘭軒、霞亭を択んだのは、そこにあり得たかもしれないもう一人の自己を見たからである。（中略）伝記の記述が一見荒涼たる事実の羅列であるかのようにみえて、その登場人物が活気にあふれているのは、彼らの人生が鷗外その人にとってのもう一つの可能な――しかし実現しなかった人生であったからにちがいない。

（加藤周一『日本文学史序説　下』ちくま学芸文庫、１９９９年）

渋江抽斎《しぶえちゅうさい》、伊澤蘭軒《いざわらんけん》、北條霞亭《ほうじょうかてい》は江戸時代末期の医師、漢学者で、儒学、考証学にも優れた業績を残し、それぞれ藩主（渋江は弘前藩、伊澤と北條は福山藩）に仕えて一生を終えた。鷗外と著しく異なる点は、名利と程遠い生涯を送ったことで、父小堀四郎の〝純粋性の極致〟に近い世界の人物と言える。

１９９３年10月に国立国際医療センター（現・国立国際医療研究センター）に外科部長として赴任した。国家公務員の号俸制によれば大学医学部助教授はナショナルセンターの部長に相当することから、勝者の敗者に向けた友情が敗者のキャリアパスに貢献したことになる。センターの外科病床数は１４０床と、当時我が国最大の規模でＩＣＵ（集中治療室）も完備していた。前任の東大病院第一外科は病床数50床でＩＣＵはなく、リカバリールームと称する数床からなる術後管理室が備えられていただけであったので、食道がん術後患者がその大半を占めると当時の婦長から「先生は日本中の食道がんの患者を手術するお積りですか?」と詰め寄られることもあった。

センター在任期間約10年の最初の約3年間はただ食道がんの手術に熱中して過ごした。次の約3年間は副院長の職にあったが、手術数はほとんど変わらなかった。その次の約3年間は病院長として過ごしたため、手術数は激減し、とくに最後の1年は管理職業務に忙殺され手術室に入ることは1回もなかった。当時センターは築30年ということで16階建て病棟の老朽化が激しく、耐震補強工事か解体、新規建築かを巡って関係官庁との折衝が多忙を極め、手術から1年遠ざかったという実感もないほどであった。従って退官後の生活にも関心が薄く、具体的な方向性は全く定まっていなかった。

そのような中、退官前の3月、或る有力な政治家の緊急手術が深夜行われることになり、私も立場上手術室に入った。その時の感慨は今も忘れることは出来ない。手術室独特の匂い、複数のモニターの発する規則的な音の重なり合い、緊迫した雰囲気は私の本能を呼び覚まし、ここが自分の本来の居場所であることを再認識させられるとともに、何をおいても、もう一度この世界に戻ってこようという思いを固めた。

2003年、65歳で国立国際医療センター退官後ただちに埼玉県新座市にある堀ノ内病院に赴任したのは、手術を始めとする外科診療業務に再び専念するためであった。堀ノ内病院は、新座市南部、練馬区に隣接する地に１９８０年に開設された現在・病床数１９９床の急性期病院で、院長兼理事長は第一外科に入局した12名の同期生の中の一人である小島武君である。私の父は愛知一中で小島君の父上の１学年上に在学していたため、両家の間には我々が生まれる前からの往来があったが、彼に声を掛けられたのは１９５８年春東京大学教養学部入学時のことであったから、それから60年以上の年月が過ぎ去ったことになる。小島君は早く医局を離れて新座市に堀ノ内診療所（のちの堀ノ内病院）を開設して地域医療に邁進《まいしん》してきた。

堀ノ内病院に勤務して2、3年間は、外来診療・手術・救急当番など現役の若手医師とほぼ同様の業務をこなす一方、国立国際医療センター在職中にお世話になった新宿医師会の先輩に乞われて、彼が静岡県御殿場市に経営する療養型の個人病院に週1回の頻度で勤務した。療養病棟にはその名の示す通り、軽度の慢性疾患を有する自立困難な高齢者が何年にもわたって、この先何年同じ日々を過ごすかわからない毎日を過ごしていた。現在では制度が変わってそのような患者は原則として、病院ではなく介護施設に入所している。

入院患者はすべて検温に始まって食事、清拭《せいしき》、入浴、リハビリテーション、レクリエーションなどの日課が組まれており、病床を空けることも多いので、出来るだけ多くの患者と接するためには、早朝から回診を行う必要があった。私は朝5時に起床し、6時に家を出て7時過ぎから回診を行い、終日彼らの話に耳を傾けた。そして患者の一人ひとりに驚くべき豊かな人生があったことを学ぶとともに、想像したこともない世界が現実であることを目の当たりにした。

孫が死亡してひ孫の世話になりたくないと言って自殺を図った103歳の女性、高度の難聴のため、数年間普通の会話もなく、ただ日記とクロスワードパズルで日々を送った仮面のような表情の99歳の女性、写経に拠り所を求める72歳の男性（私はそれまで写経というものは死刑囚が行うものと思っていた）、彼らと社会の接点は時折訪れる家族の他は病院スタッフに限られており、従って話題も食事、排泄《はいせつ》、睡眠など身体的事項がほとんどすべてと言えた。次第に彼らも週1回の私の回診を待ち望むようになった。

数年後、私は病棟勤務を週1回から月1回に変えたが、孤独な女性高齢者の嘆きは次のような言葉であった。「それなら自分のベッドには来ないで欲しい。週1回でもこんなにつらい思いをして先生が来るのを待っているのに、このつらさが1か月も続くのではやりきれない」。これは人と人の間の「通常の会話」への渇望を如実に示している。また、渇望は言葉だけで表現されるとは限らない。私がこの数年間で学んだことの一つは、その日の別れの握手をするときは、患者の手の甲を握ることであった。通常の握手では手を放して貰《もら》えず、無理に振り放そうとすると噛みついて歯の力で引き留めようとする患者がいるからである。

この個人病院の経験を経て、堀ノ内病院でも主に訪問診療を担当するようになっていた私は、2018年、NHKから8か月間の密着取材を受けた。NHK BS1スペシャル「在宅死〝死に際の医療〟200日の記録」放映の後、ある看護師から以下のような内容の手紙を受け取った。「自分は当時国立国際医療センター集中治療室に2年間勤務していたが、先生は病室に入ってくるとまず患者のベッドサイドに行き種々の機器のモニターやチューブから出てくる患者の体液を検分した後、レントゲン写真を見て、気が付くと姿を消していた。自分は2年間の勤務中先生と口をきいたことが1回もなかった。その先生が、テレビの画面では患者さんと饒舌《じょうぜつ》に言葉を交わしている。同じ人物とは思えなかった」。私を「物言わぬ職人外科医」から「患者と話す医者」に変えた背景には、定年退職後の数年間にわたる週1回の療養型病院勤務が影響していることは間違いない。

2 「老い」は克服すべきものか

2019年の「週刊現代」(8月3日号)の特集記事「『老衰』で死ぬということ」に83歳の父親を亡くされた息子さんの手記が掲載されていた。タイトルは「わずか3週間で逝った父」である。

私が異変に気付いたのは、今年1月のある日。いつもと変わらない朝食での出来事がきっかけでした。それまで父は決まって朝7時に朝ごはんを食べていた。メニューはいつも一汁三菜のシンプルな和食です。/でも、その日、急に父が「今日はご飯、食べたくないな」と言い出した。父は健啖家で食べることが大好きだったので、戸惑いました。昼食の時間になっても、茶碗によそわれたご飯を一口、二口しか食べようとしない。体調が悪いのかと尋ねても、しきりに首をひねるばかり。自分でも何が起きたのかわからず混乱している表情を浮かべていました。（中略）

それから亡くなるまでの３週間は、あっという間に過ぎてしまった。父は日に日に衰弱していき、枯れ木のように痩せていきました。／父が息を引き取った時、自宅で看取ってくれたかかりつけの先生はその死因を「老衰です」と診断しました。老衰というと、ただただ穏やかに、本人も含めた誰もが納得する「いい死に方」だと思っていた。ですが実際、当事者になると必ずしもそうではないんだと実感したんです。

（傍点小堀）

このような、家族はもとより、本人でさえも〝何が起きたのかわからない〟老衰死は決して特異な事例というわけではないことは、我々が現場で日常体験することである。そのような観点から考えると、未曽有の高齢社会の幕開けとなる２０２５年を前にして、実りある長寿社会を目指した国の〈介護予防〉への取り組みは現実的とは言い難い。

介護予防とは、単に高齢者の運動機能や栄養状態といった個々の要素の改善だけを目指すものではない。むしろ、これら心身機能の改善や環境調整などを通じて、個々の高齢者の生活機能（活動レベル）や参加（役割レベル）の向上をもたらし、それによって一人ひとりの生きがいや自己実現のための取り組みを支援して、生活の質（QOL）の向上を目指すものである。

（厚生労働省・介護予防マニュアル改訂版〈平成24年3月〉）

これを受けて大阪府大東市《だいとう》、岡山県総社市《そうじゃ》、愛知県武豊町《たけとよ》をはじめ多くの自治体が様々な健康体操、詩吟、ハイキングなど30種を超す取り組みを創案したことはそれなりに評価されるべきではあるが、そのような取り組みに参加し、その恩恵を被るのは、「老い」から免れた高齢者、すなわち健康に恵まれた高齢者群に限られる。

一方、介護予防という国の取り組みに異議を唱えた介護専門家も存在する。大学准教授から介護施設職員に転職した民俗学者六車《むぐるま》由実氏の著書の一部であるが、私にとっても腑《ふ》に落ちる一節なので以下に紹介したい。

介護予防という言葉には、介護は予防されるべきもの、という考え方が露骨に反映されている。つまり、要介護状態になることは否定的にとらえられているのである。もちろん、元気に長生きできたらそれに越したことはないかもしれない。しかし言うまでもなく、誰しも年をとる。であれば、誰もが要介護状態になりうるのである。介護される側になるというのは決して特殊で特別なことではなく、人間にとっては誰しもが迎える普遍的なことであり、自分もそうなるのだ。そういった想像力が、介護を問題化するのではなく、介護を引き受けていく社会へと日本社会を成熟させていくための必要条件だと思えるのだ。

（六車由実『驚きの介護民俗学』医学書院、２０１２年。傍点小堀）

そもそも介護は「予防」できるものではない。どんなに健康で生きがいのある生活を送っている高齢者であっても、いつかは病や老衰により、「要介護状態になりうる」のである。多くの人が望む「ピンピンコロリ」を叶《かな》えられる人は極めて限られていると認識した方がよい。我々が目指すべきは、たとえ介護状態になったとしても豊かな人生を送ることができる社会の実現なのではないだろうか。六車氏の指摘に賛同するゆえんである。

「介護予防」をひたすら推進する国（官）の方向と軌を一にした動きが学にも民にも窺《うかが》われる。官学民が同じ方向に向かうということは言葉を変えれば「国を挙げて」ということになる。我が国は「挙国一致」、老いを克服し人生１００年の成就に向けて突き進みつつある。

２００１年に発足した日本抗加齢医学会の対象領域は老化のメカニズムに関わる遺伝子

の研究から、老化を防ぐ生活習慣、ストレス軽減の啓蒙など幅広い分野にわたっており、学会のホームページの中の「アンチエイジング（抗加齢）医学の実践」には、個々人を身体と精神の織りなす一体のものとして全体的に対策を考えることの重要性が強調されている。これは正《まさ》しく古来人類の夢であった「不老長寿」の科学的創生に他ならない。

一方、民の動きに目を転じてみよう。ヘルスベネフィット（カテゴリー）別市場規模（金額）によれば、2012年度の健康食品・サプリメント市場規模推計額は、1兆4746億円であったが、そのうち「抗酸化・老化予防」カテゴリー市場規模は、610億円である（「インテージ調べ」）。この額はある大手電機メーカーの2017年度の製品毎《ごと》のマーケットサイズを家電産業ハンドブック（2018年版）のデータを参考に知人が推定概略シェアから算出した、エアコン：約7000億円、冷蔵庫：約6500億円、とほぼ同額である。因《ちな》みに洗濯機は約4500億円、掃除機は約1000億円とのことであった。ある一社の一品目の売上額とはいえ、高額家電製品とほぼ同額の金額が老化予防のサプリメントに費やされている現状は、不確かな情報であっても取り敢えずそれに従って行動する、という点でコロナウイルス流行と共にトイレットペーパーを購入するため早朝からドラッグストアに並んだ人びとと重ね合わせることが出来る。

2020年1月、令和元年度高齢社会フォーラムin東京（内閣府主催　文部科学省、厚生労働省後援）にパネリストとして参加する機会を得た。今回のフォーラムは人生100年といわれる中で、年齢に関わりなく誰もが活躍できるエイジレス社会の構築を目指すもので、私がパネリストとして選ばれた理由も、高齢にもかかわらず社会参加活動を行っている好事例とみなされたと考えるべきであろう。それは地方都市で130年以上の歴史をもつ老舗旅館を切り回す92歳の女将と共にパネリストとして招かれたことからも想像に難くない。その意味で私の報告はフォーラムの本来の意図にそぐわないものであったかも知れない。20分間の持ち時間であったが、私は三つの事例を中心に高齢者のありのままの姿を紹介した。そのうちの一例を詳述する。

86歳女性　高血圧。糖尿病。認知症。独居。

2011年10月より高血圧、糖尿病で堀ノ内病院に通院していたが、2013年6月から一時的な意識喪失発作が起こるようになり、5年半の間に計8回堀ノ内病院に搬送入院となったが、脳波検査をはじめ検査結果に異状は認められず、短期間で退院するのを常としていた。

2018年12月不明熱で9回目の入院を行った際、亡夫の連れ子2名が地域包括支援センター担当者と協議の結果、これ以上の独居生活は無理と判断し、老人ホーム入居を決定した。退院前カンファレンスには老人ホーム所長も参加したが、席上患者本人が元の独居生活を継続することを強く主張したため、結論は先延ばしとなった。その理由は愛猫の存在である。連れ子の説得も連れ子が派遣した親友（入院の度に愛猫を預かっていた）の説得も功を奏さなかった。私は患者から半世紀以上昔のエピソードを繰り返し聞かされていた。亡夫の前妻と患者は友人関係にあった。前妻が病死した際、弔問に訪れた患者は上の連れ子の枕が涙でビショビショに濡《ぬ》れていた（彼女の表現）ことに強く心を動かされ、後妻となって2人の連れ子（兄妹）を育てる決心をしたことが現在につながっていると。私は彼女が並々ならぬ強固な意志の持ち主であると判断し、自らが在宅主治医となることを条件に彼女の希望を実現させるために周囲を説得した。２０１９年2月の初回訪問から1年間、（愛猫用の小さい炬燵《こたつ》以外は）暖房のない部屋で彼女は至福の日々を過ごしている。この1年間に意識喪失発作は1回も見られていない。

私がこの事例を中心に発表を行った真意は、私が経験してきた新座市における在宅医療の現状に裏づけられている。私が18年間接してきた患者は、ごく一部の人びとを除けば、ほとんどが経済的にも健康にも恵まれず、家族を含む周囲の人びとの温かい支援とは程遠

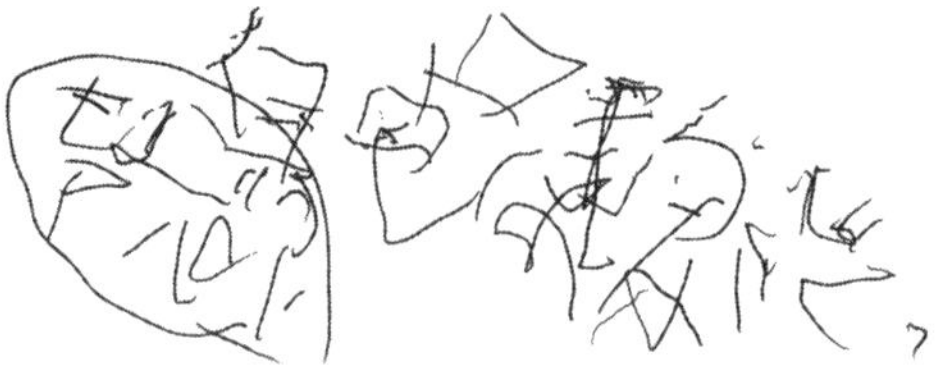

図1　56歳男性が「自宅へ戻って暮らしたい」と記した嘆願書

い環境で、日々老いと病に悩みながら暮らしている人びとである。言い換えるならば「介護を予防できなかった人たち」である。そして重要なことは彼らのすべてが、将来に希望のない暗い日々を送っているわけではないという点である。彼らの多くは夫々《それぞれ》の語るべき豊かな人生を経て、残る人生を望ましい形で実現する希望を失っていないのである。彼らの望みがごくありふれた、ささやかな望みであることは、同フォーラムで紹介した他の2例からも明らかである。一人は東京都練馬区在住の56歳の男性である。身寄りのない独居生活者のため詳細な病歴は不明であるが、過去に発症した脳梗塞《こうそく》による構語障害、不全麻《ま》痺《ひ》はあるものの、杖《つえ》歩行により自立してアパート生活を送っていた。しかし今回新たに発生した脳幹部脳梗塞のために、発語障害、片《かた》麻痺は以前より悪化し、寝たきり状態となったが、思考能力、判断力は高度に保持されていた。区の施設入所の決定を強く拒否し、区の方針が告知された夜には転落防止柵を利用して自殺を図った程である。図1は彼が石神井《しゃくじい》福祉事務所職員に宛てた嘆願書である。「自宅」、「アパート」などという文字が辛うじて判読できる。私は患者を練馬区から私の往診範囲内である清瀬市に転居させるため福祉事務所に交渉に出向き、担当者に虫けらのごとく扱われながら、何とか目的を果たした。患者は清瀬市のアパートの一室で8か月間の自由な日々を送った後、食事中に窒息死した。

図2　92歳女性はマス目の入ったノート一面に漢字を書き写していた

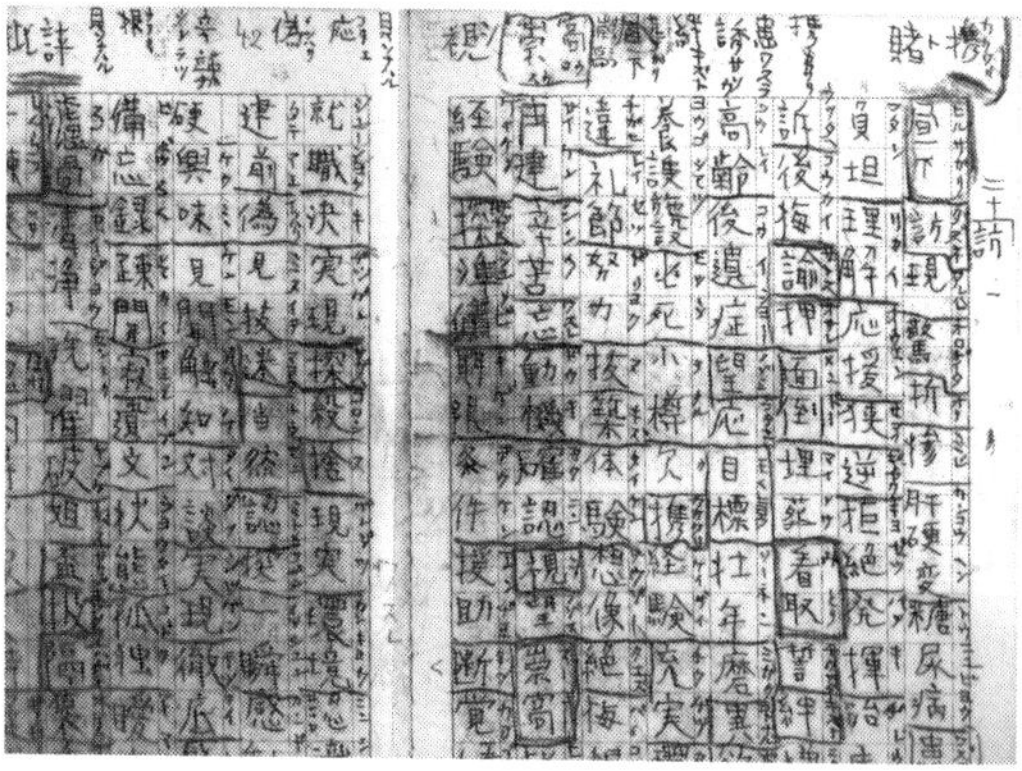

残る一人は92歳の女性で伊豆の海岸で漁業を生業《なりわい》とする家庭に育った。幼い時から網で獲《と》ってきたシラスを日に干す仕事に従事し学校に行くことも叶わなかった。彼女が最期の日々に熱中したことは、学童時に覚える機会がなかった漢字の習得で、小学校低学年の生徒が使うようなマス目の入ったノート一面に漢字が書かれており（図2）、床頭台《しょうとうだい》に収められたノートの数も半端な数ではなかった。私の役目は新聞雑誌から書き写された漢字の中で、彼女が読めない字、意味の解《わか》らない字の読み方を教えることであった。ある日彼女から「葵《あおい》」という字の説明を求められた。私は実際の葵の花の写真を撮っ

てきて見せることを約束したが、約束を果たせぬまま、彼女はこの世を去った。
私が在宅主治医として関わった3名の患者が最期の日々の過ごし方として選んだ生活は愛猫と暮らすこと、自分の長い間住み慣れたアパートの部屋で自由な暮らしを続けること、そして新聞や雑誌から書き写した新しい漢字を覚えること、いずれも、誰にとっても手の届くありふれた日常である。それはまさに森鷗外が「老人が老人らしく老いること」の極致として『妄想』に描いた日々と軌を一にするといえよう。

主人は老いても黒人種のやうな視力を持つてゐて、世間の人が懐かしくなつた故人を訪ふやうに、古い本を読む。世間の人が市に出て、新しい人を見るやうに新しい本を読む／倦めば砂の山を歩いて松の木立を見る。砂の浜に下りて海の波瀾を見る／僕八十八《やそはち》の薦める野菜の膳に向つて、飢を凌ぐ／書物の外で、主人の翁《おきな》の翫《もてあそ》んでゐるのは、小さいLoupe《ルウペ》である。砂の山から摘んで来た小さい草の花などを見る。その外Zeiss《ツアイス》の顕微鏡がある。海の雫の中にゐる小さい動物などを見る。Merz《メルツ》の望遠鏡がある。晴れた夜の空の星を見る。これは翁が自然科学の記憶を呼び返す、折々のすさびである。

（森鷗外「妄想」、『鷗外全集　著作篇　第4巻』所収、岩波書店、1951年）

3 新型コロナウイルス蔓延下の在宅医療

新型コロナウイルス蔓延《まんえん》は在宅療養を行う患者と、それに関わる医療・介護関係者に、社会一般が想像する以上に大きな影響を及ぼした。

最初の反応は、患者宅や高齢者施設からの訪問診療を見合わせて欲しいという要望であり、我々の訪問患者約150名のうち20数名からそのような連絡を受けた。1か月ぐらい経過した時点では、ウイルス感染への恐怖からデイサービスに行かなくなったことによりADL（食事・排泄《はいせつ》など日常生活動作）が極端に低下した高齢者患者が散見されるようになった。そのうちの1名は重症化（誤嚥《ごえん》性《せい》肺炎）して入院となり、現在透析中である。

新型コロナウイルス蔓延が顕著となった2020年4月上旬以降、多くの家族から発熱時の対処につき不安を表明される機会が多くなった。救急車を呼んでも搬送受け入れ病院を見つけることが困難で、「たらい回し」が起こっているという報道記事を目にしてのことである。我々の説明は以下のとおりである。①在宅療養患者が発熱した際にPCR検査を受けるには、指定された医療機関を受診する必要がある、②救急車を要請しても迅速な受診は見込みが薄い、③PCR検査で陽性の際は指定医療機関に入院し家族の面会は制限される、④陰性の際は自宅療養も可能であるが、状況によっては堀ノ内病院に入院して発熱の原因究明と治療が必要となる。更に、新型コロナウイルスの有無にかかわらず、90歳代で肺炎が疑われる状況では、入院して濃厚治療を施したとしても救命できなかったり、救命できたとしても著しいADL低下が回避できない事態は念頭に置くべきであり、介護者として親の最期の迎え方を考えることを勧める。換言するならば、入院死一辺倒でなく、在宅死も一つの選択肢であるという従来の説明がごく自然に行われるようになったと言える。

つまり新型コロナウイルスの蔓延で患者や患者家族とのやり取りの中で、「死」という従来までタブーとされてきた言葉を使用しやすくなった。これは何よりも我々にとっての本質的な変化である。新型コロナウイルス蔓延が患者とその家族に、「死」が無縁のものでなく身近にあることを事実として明確に突き付けたのである。

実はここ数十年、現在に至るまで、入院死から在宅死への発想の転換は全く、と言ってよいほど進んでいない。

図３　死亡場所の推移

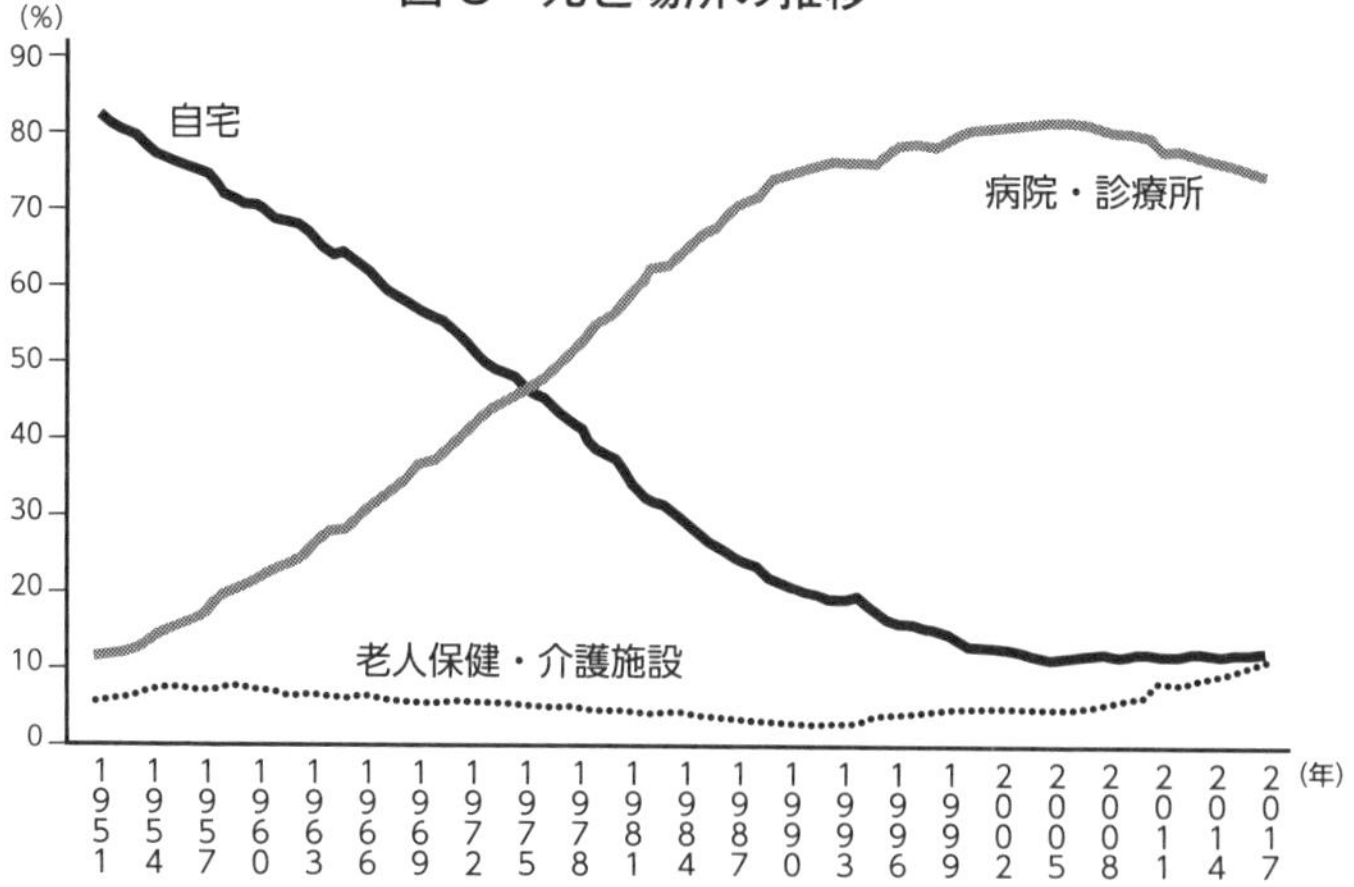

※1999年までは老人ホームの死亡は、自宅に含まれている　（厚生労働省「人口動態調査」より）

図３に見られるように１９５１年には在宅死は82・５％以上を占め、入院死は11・７％であった。現在と完全に正反対の比率である。65歳以上の国民が全人口に占める割合が高齢化率であるが、国連が定めた定義は、高齢化率が７％を超えると高齢化社会、14％を超えると高齢社会であり、我が国が高齢化社会となったのは１９７０年、高齢社会になったのは１９９４年である。

我が国の老人福祉・医療政策が開始されたのは１９６０年代であるが、その最初は１９６２年の訪問介護（ホームヘルプサービス）事業（家庭奉仕員派遣事業）の創設で、当時の高齢化率は５・７％であった。その後のゴールドプラン（１９８９年）、介護保険制度創設（２０００年）と、高齢者の介護を在宅で行うための支援を行う一方、在宅療養中の高齢者の病状に急変がみられた場合は病院に救急搬送されるという一つのパターンが確立される結果となり、世界に類を見ない超高齢社会（国連にそのような定義はない）の出現に繋《つな》がるのである（2023年の高齢化率は29・1％）。その先にあるのは国を挙げての人生100年の長寿国家の実現である。問題はそこに「死」の影がみじんも感じられない点である。

約13年前の2011年8月13日号の「週刊現代」に「著名人100人が最後に頼った病院」というタイトルで以下のような、過去に遡った特集記事が掲載された。

人生の最後を迎える場所は、圧倒的に病院が多い。だからこそ「最後の病院選び」は重要だ。病院の選択は、病気によっても、病人が置かれた状況によっても違ってくる。「納得できる最後」とはどのようなもので、それを果たすための病院の条件とは何だろうか。

一概にどこが良い、どこが悪いとは言えないが、目安はほしい。そこで本誌は、「著名人100人が最後に頼った病院」の独自調査を行った。

この記事で私の印象に残ったのは美空ひばり（順天堂大学医学部附属順天堂医院）、石原

裕次郎（慶應義塾大学病院）、逸見政孝（東京女子医科大学病院）といった99名の有名人ではなく、

最後に、企画の趣旨から少々外れるが、病院を頼りながらも、死に場所には「自宅」を選んだ例を紹介する。劇作家の井上ひさし氏だ。

という部分である。井上ひさし氏は100名の有名人の中で、ただ一人自宅で息を引き取った。私が堀ノ内病院で在宅診療を始めて18年になるが、最初の3年間は外来診療、手術などの外科医としての業務と並行して行った。当時在宅医療は私にとって未知の世界であったから、私は何の予備知識もなく、方針もないままに、往診中の患者が急変した際、そのまま自宅で死を迎えるか、慌ただしく救急車を要請して病院に向かうかの岐路に立たされることになった。経験皆無であり、なおかつ在宅医療にほとんど関心のなかった私は、機械的に本人と家族の意向に100％従うこととした。

図4は堀ノ内病院における18年間の在宅医療での在宅死と入院死の数を示したものである。この図で一見して目に付く点は、在宅死と入院死の割合を示す曲線が2008年を境に分離しはじめ、次第にその懸隔が大きくなり、現在では在宅死が死亡例の4分の3を占

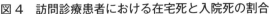

図４　訪問診療患者における在宅死と入院死の割合

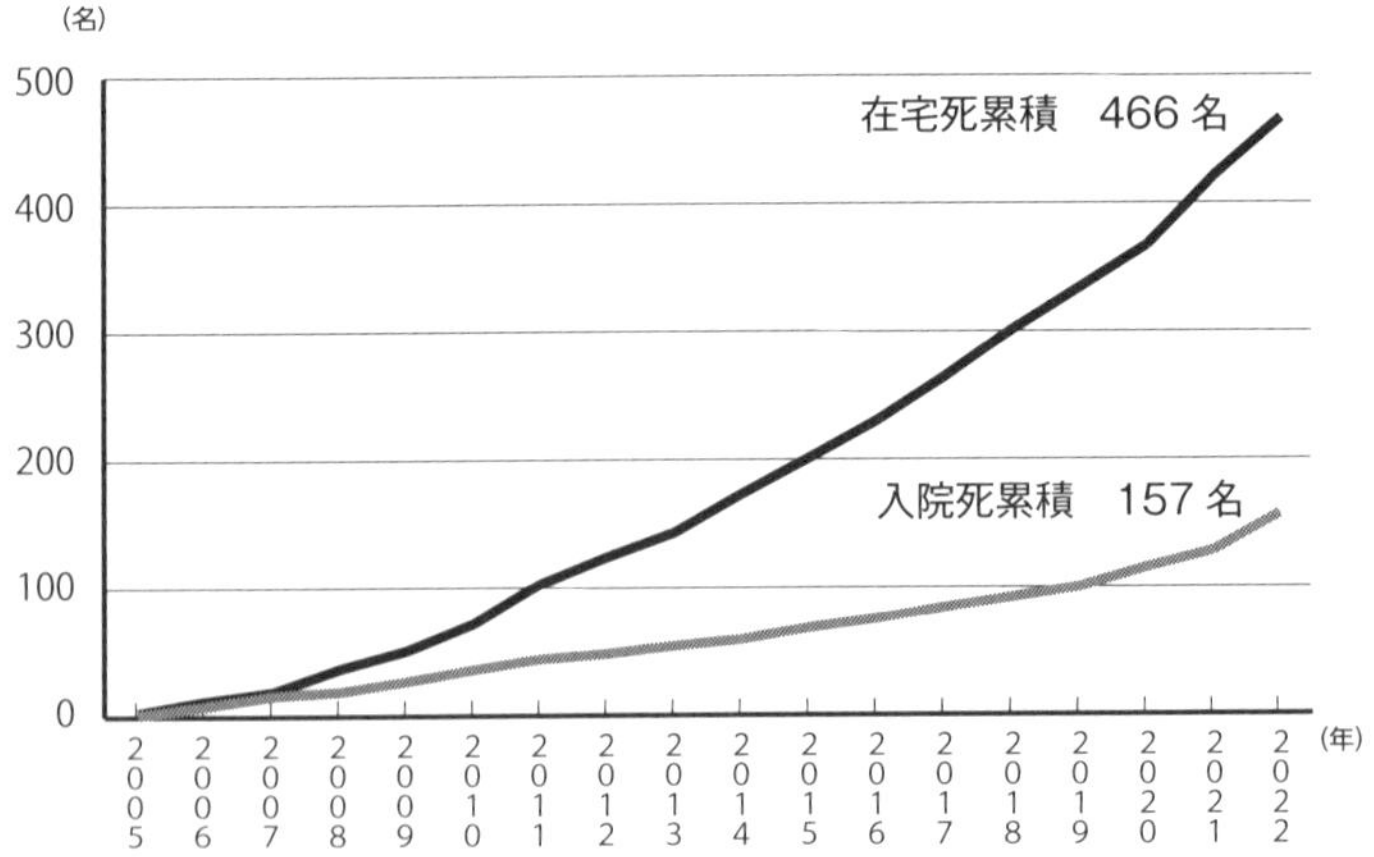

（堀ノ内病院における推移）

めるに至った点である。これは在宅診療を始めて3年、２００８年の時点で在宅主治医である私が自分の考えを本人と家族に説明するようになった、いわば在宅主治医としての〝方向転換〟と、その後の10年余りの間に、在宅死という概念が社会に浸透してきたことに起因すると考えている。その契機となった事例を紹介したい。

１０１歳女性。老衰。長男夫婦と同居。

長男夫婦と通常の生活を送っていたが、ある夜、突然ベッドに上がることができなくなり訪問診療を開始した。数日後寝たきり状態となって、さらに半月後急速に食事量が低下、ある日清涼飲料水を１００㎖飲用後そのまま寝入り、２日間目を覚まさなかった。3日目、一旦は在宅看取りの方針であった長男が、患者が息を吐くときに発するかすかな息遣いを「母が可哀想で耐えられない」と急遽入院を要請、堀ノ内病院に救急搬送した。入院後、中心静脈栄養による栄養管理、併発した肺炎に対して気管切開・人工呼吸器装着。長男と姉妹3人は最初の1か月こそ頻繁に病床を訪れていたが、次第に足が遠のき、患者はその後10か月余りを暗い集中治療室で一人生き続けた。患者の死亡時刻は夜勤看護師がナースステーションで平坦になっているモニターに気づいた時刻である。

この事例が私を方針の変更に向かわせた最大の理由は、〝本来迎えるはずであった101歳の老衰死〟と〝現実に迎えることとなった（〝入院死〟の名の下の）〝孤独死〟の較差を10か月間にわたって体感したことである。彼女が迎える〝望ましい死〟とは、家族、主治医、介護関係者に囲まれて、小柄な体を丸めて静かに横たわっていた10か月前の死であったはずである。図4でもう一点注目すべきは最初の3年間の在宅死、入院死の曲線が重なっている点である。この点について私は前著でこのように述べている。

このグラフから明らかなように、最初の三年間は在宅死と入院死がほぼ同数となっている。「はじめに」で述べたように、わが国の在宅死は全体の一割である。医師が家へ定期的にやってくるだけで、在宅死が五割を占めるまで上昇したことになるが、その理由は不明である。この最初の三年間に私が往診医としての意見を述べた記憶はないので、全体の半数にのぼる在宅死はすべて本人あるいは家族の希望があって実現したと考えてよい。

（小堀鷗一郎『死を生きた人びと』みすず書房、２０１８年。傍点小堀）

今回、この原稿を書くまでは、最初の3年間の死亡者31名のうち過半数の19名が本人と家族だけの意思で在宅死を遂げたことについては深く考えたことはなかった。しかし、改めて3年間のカルテを再検証して明らかになった事実から私は大きな衝撃を受けた。19例の在宅死の過半数に及ぶ10例ががん末期患者だったのである。前述のごとく、最初の3年間は私の在宅医療に対する関心も低く、個々の患者が何を考え、何を望んでいたか、話を聴くこともなく、カルテにもそのような記載がないため、今となってはそれぞれの患者の思いに耳を傾けることは出来ないが、10名の末期がん患者が長い、希望のない闘病生活を送った最後にたどり着いた〝住み慣れた自宅で死にたい〟という望みの実現に、確たる方針も持たない、ビギナー在宅医である私の存在が有形無形に寄与していたことは間違いない。具体的に言うならば死亡確認を行って死亡診断書を書いてくれる医師が常に傍《そば》に控えているという保証である。それらのうちの忘れ難い一例を述べる。

87歳男性。胃がん再発。妻と2人の老々世帯。

都内のがん専門病院で進行胃がんに対し胃全摘術を施行したが2年後左股関節に転移再発、今度は股関節切除を行い寝たきりとなった。術後2か月全身に転移巣が発見され、急速に全身状態が悪化した。私が訪問診療を開始した段階で既に尿量も低下し、輸液など救命措置が必要なことが明らかであったが、本人はすべての医療措置を拒否し、介護者の妻もそれに同調していたため私も従わざるを得なかった。寒い冬の早朝、死亡確認に訪れた私は、夜を徹して青森から上京して死者を取り囲む10名を超す親戚から冷ややかな視線を向けられた。玄関に送りに出た妻がつややかな2個のリンゴを手渡してくれた。

この事例は私が在宅医療を始めて2年目（2006年2月）、7人目の死亡例である（3人目の在宅死）。今も鮮明に記憶しているのは、何故このような死に瀕《ひん》している患者を病院に搬送しないのか、という当時の私自身の内心の疑問と寒い部屋で死者を取り囲む親戚縁者の浴びせる冷たい視線、そして、そっと（勝手口から外を回って）玄関まで送りにきた妻がくれたリンゴである。

新型コロナウイルスによる緊急事態宣言下、2020年5月10日の朝日新聞朝刊一面トップ記事は「終末期　病院で看取れない」であった。進行した白血病で病院の血液内科病棟に入院している、余命の短い57歳の男性患者が、家族の面会が日を追って制限されてゆく現状に不安を覚え、「最期に家族と手を握り合えないなんて、想像もしていなかった」と自宅退院を果たし、取材時から10日後自宅のベッドで妻と次女に背中をさすられながら息を引き取った、という内容の記事である。

我々も類似の事例を数例経験した。そのうちの一例を提示する。

89歳男性。頸部がん。肺・肝転移。夫婦2人暮らし。

原発不明の右頸部《けいぶ》がんで2018年8月に都内大学病院で手術を受ける。リンパ節への転移が見られたため手術後放射線治療が行われた。その後の経過観察中にCTで多発肝転移が認められるが、転移は進んでおり高齢でもあることから緩和ケアの方針となった。2020年4月下旬から、疼痛《とうつう》のため、大学病院がん治療センターへの通院が困難となり訪問診療の開始となった。本人はやや難聴があるものの意識清明。ＡＤＬはほぼ自立。右胸部の手術創の痛みを訴えるが明らかな局所の異状は認められなかった。

夫婦２人暮らし。近隣に孫夫婦が在住。本人は病状について事実を伝えられてほぼ理解し、同年代の妻への介護負担を考えてホスピス入所を希望する。妻は「本人の希望であれば最後まで在宅で見てあげたい。ホスピスに入ってしまうと簡単に私が会いに行くこともできないから」。娘は関西在住で自分の夫の介護もあり、親のサポートに身を投ずることは困難である。そこで近隣の緩和ケア病棟（ホスピス）入院の検討を始めたところ、新型コロナ蔓延の状況を鑑み面会を制限しているとの情報を得たため在宅介護となった。患者の容体は身体的な苦痛の訴えはほとんどなかったが週ごとに日常生活動作の低下は明らかとなり、２週間後にはほぼ寝たきりとなる。一方で、妻には認知の衰えがあり、外気温25℃の日中に室内の暖房を使用して、夫は多量の発汗と体温上昇のため居間のベッドでぐったりしていた、というエピソードもあった。妻主体の介護継続は厳しそうだが、さりとて入院が今生の別れとなりかねない事態は忍びないとの娘たちの意向もあり、ケアマネジャーが迅速に夜間宿泊のヘルパーを含む手厚い介護態勢を敷いて、自宅療養の継続となる。

その後の2週間ほどは、ほぼ平穏に夫婦水入らずで暮らしていた。5月下旬、亡くなる前日には娘が関西から来訪。永眠の当日午前も気持ちよさそうに訪問入浴サービスを受けた。夕食時には妻が差し出すリンゴのすりおろしを数匙《さじ》味わう。妻が電話対応のため枕元を数分ほど離れ、戻ってみると患者は既に息を引き取っていた。

2018年に刊行した『死を生きた人びと』は一言でいえば我々が看取った個々の患者の記録であり、誰からも顧みられることなく、無名のままこの世を去った人びとへの挽歌《ばんか》である。新型コロナウイルス蔓延が、多くの人々が自らの、そして家族の死を考える契機になったとすれば、この新しい未知のウイルスが私たち訪問診療医の微力を補ったと言えるかもしれない。

本書が「日々の切れはしから成る生きた物語」となりえたかは読者の判断に委ねるが、一人でも多くの読者が「誰もが老いる」ことを理解し、「死ぬ」ことを受け入れ、自分にとって、家族にとって、そして社会にとって「望ましい死」とは何かを考える機会となれば、著者にとって望外の喜びである。

（小堀、前掲書）

4 在宅死のアポリア

「東条英機は終戦のあと、アメリカ軍に逮捕されそうになったときに、心臓を撃つつもりで拳銃の銃口をあてて引き金を引いたが、弾丸が逸れて腹にあたり、死ねなかった。(中略)東条はすぐに病院に運ばれ、アメリカ医師団の手厚い看護を受けて回復し、あらためて裁判にかけられて絞首刑《こうしゅけい》に処された。ひどい死に方だ。人間にとって死に際《ぎわ》というのは大事なんだよ。生まれ方は選べないが、死に方は選べる」

(村上春樹『1Q84 BOOK2〈7月—9月〉前編』新潮文庫、2012年。傍点小堀)

私が入院死と在宅死のどちらを選ぶかと問われれば、躊躇《ちゅうちょ》なく在宅死と答える。しかし、実際の死は入院死であろうと思っている。在宅死を実現するためには、高さも性質も異なる数々のハードルを越える必要がある。介護にあたる家族の負担の大きさ、家族の負担を少なくするためにどの程度手厚い公的介護を受けられるか。よい訪問看護師・ヘルパーに巡り合えるか。看取ってくれる医師はいるのか。死に至る最期の日々が短いのか、長いのか(退院後数日で死に至ると思われた患者が年余にわたって療養生活を続けることも稀《まれ》ではない)。

私が堀ノ内病院で在宅診療を始めて18年になるが、最初の3年間の死亡者31名のうち過半数の19名が本人と家族だけの意思で在宅死を遂げたこと、更に在宅死19名のうち10名ががん末期患者であったことは、先に述べた。当時在宅医療は私にとって未知の世界であったから、私は何の予備知識もなく、方針もなく(そもそも関心もほとんどなかった)、個々の患者の話に耳を傾けることもなく、従って今改めてカルテを読み直しても、唯一の記憶に残る例外を除いては、患者が何を考え、何を望んでいたか、についての記載は全くない。しかしながら、在宅死の概念がないと言ってもよい時期に、6割を超す19名の患者が在宅死を選択したことは、時の経過とともに私の心に色濃い陰影を落とすのである。それはあの3年間に彼らの思いに一片の理解を示すことなく、ただ死亡を確認し、死亡診断書を書くだけの医師であったわが身への自省ともいえる。一つの救いはそのような医師であっても、私という在宅主治医の存在があって幾多の困難を乗り越えての在宅死が実現したという事実である。

看取ってくれる医師はいるのか、という問題は極めて重要である。在宅療養支援診療所は全診療所の一部に過ぎず、地域差が大きく偏在しているし、在宅療養支援診療所を標榜《ひょうぼう》していても、その医師が実際に看取りを行ってくれるとは限らない。医師が関わっていない在宅死は検案事例として警察による検死の対象となる。長年にわたって在宅看取りを多数経験している井尾和雄氏は専門誌のインタビューで、以下のように答えている。

〈問い〉立川在宅ケアクリニックが作成した「立川市の自宅死亡の状況」によると、「検案事例」が7割を超えています。（中略）在宅看取りでは在宅医が死亡診断書を発行します。その患者を継続的に診察していた医師であれば、臨終に立ち会わなくても死亡診断書を発行できます。それなのに、なぜ死亡診断書が発行できず、死体検案書になるのでしょうか。

〈井尾〉2つのケースが考えられます。まず、訪問診療はするが積極的に看取り（死後のケアも含む）をしない在宅医がいるということ。2つめは、24時間対応をうたい電話は受け付けているといいながら、実際はコールセンターのようなところが電話対応を代行している。そんな在宅診療所が見受けられるということです。（中略）国は、在宅医療に対する診療報酬を手厚くしてきました。その報酬に、患者の利益そっちのけで群がる人たちがいるということです。

（井尾和雄「インタビュー　在宅看取りはどうして進まないのか」医療と介護Ｎｅｘｔ　２０１６　ｖｏｌ．２　ｎｏ．５〈　〉内は小堀追記）

堀ノ内病院のある埼玉県新座市における平成27年度の65歳以上の死亡者は１０６５名で、そのうち自宅で亡くなった者は１５０名と記録されている。老人ホームでの死亡者30名、在宅看取り33名を除く87名、58％が検案事例となったと推定される。

本人の強い意思と看取り医の存在により、家族と主治医の反対を押し切って在宅死が実現した事例が心に残っている。次の事例は私にとって訪問診療開始5年目、93例目の死亡例、かつ61例目の在宅死例である。家で過ごした最期の期間は1日に満たなかった。それなりの経験を積んだ看取り医はそのことも計算に入れていたのである。

72歳男性　肝硬変・肝がん。独居。

永年にわたって、地方都市で独り暮らしをしていたが、腹水、浮腫が著しくなり、堀ノ内病院の近くに住む、かつての内妻の家に移った後、本人が自分で、堀ノ内病院の地域医療センターに直接往診を依頼してきた。往診したところ、腹水のため腹部が膨満状態で、在宅では処置が難しいため、取りあえず入院とした。入院5日目、「どうしても家に帰る」と退院、しかしその日の午後には苦痛に耐えきれないとの理由で再入院。その4日後には、再び強硬に退院を希望するという状況であった。「終《つい》の棲《す》み家《か》で死なせてほしい」が退院の理由である。

因みに私が18年間に経験した700名を超える患者の中で「自分は死ぬ」という発言に接したのは最初で最後の経験である。内妻・弟・姪《めい》「こんな状態で家に帰られても困る。ぜひ続けて入院していてほしい」。病棟看護師長「退院した日の午後に再入院してくるような患者に、病院はこれ以上振り回されるわけにはいかない」。主治医「病状から見ても、このまま入院しているのが当然だろう」。小堀「それならば、1、2日の外泊扱いではどうか」。夕方私も同乗して病院の救急車で自宅に搬送した。その日の深夜死亡。

本人がどんなに在宅死を望んでも、介護する家族（特に配偶者）の存在がそれを阻む場合も少なくない。

80歳男性　末期前立腺がん。妻と2人暮らし。

患者も介護の妻も病状はしっかり認識しており、本人は快活に在宅で生活してゆく意思を明らかにしている。種々の薬物投与によって、食思改善、疼痛自制内で過ごしていたが、1か月後から目に見えて衰弱が進んできたため、妻に看取り時期が近づいてきたので、最期の心づもりをしておく必要を伝えたところ「本人は自宅で逝くことを望んでいるが、私は家から死人を出したくない」と明確に表現した。2週間後大量の下痢を契機として、歩行不能、傾眠傾向となったが、話しかければ明瞭に応答。妻「できれば正月明けまで家でみて、その後入院させてほしい」。しかし2時間後「息子と相談したら、そんな状態ならすぐに入院させてもらったほうがいい。母さんがもたない、と言われたので今日入院させてほしい」。入院1か月後死亡。

患者本人の希望と無関係に在宅死が実現し得ないような家庭環境、社会環境も稀でない。

89歳男性　間質性肺炎。長男夫婦と3人暮らし。

日中は長男夫婦とも仕事に出かけているので独居となる。体重の減少、食欲不振が続き、週3回通っていたデイサービスにも行かなくなったことをきっかけに、心配した長男から訪問診療を依頼された。訪問診療を開始して1か月も経《た》たないうちに食事量が極端に少なくなり、眠っていることが多くなった。長男夫婦は入院を望んだが、本人は「入院はしたくない」「気楽にしたい」と自宅に留《とど》まることを希望。2週間目の夜、帰宅した嫁が廊下で倒れている患者を発見、以後寝たきりの状態となった。

年末、最終段階が近いことが誰の眼にも明らかになったころ、患者を訪問診療の枠でなく個人的に訪ね、暖房のない寒い部屋で向かい合った。私は以下のように説明した。①以前から話し合ってきたように、自宅で最期を迎えることは私も賛成で、我々は苦痛のない最期を迎えられるように努力することに変わりはない。②しかし最期の時が短くても1、2週間、場合によっては1か月以上続くこともある。③その間、長男夫婦が仕事を休んであなたのそばに居ることになる。居る必要はないと思うが、そう言っても長男夫婦は納得しないであろう。④特に問題なのは嫁である。彼女が長年勤務している福祉施設は慢性的な人手不足で介護休暇を申し出られる状況ではないようだ。⑤以上の点を考えると、あなたが節を屈して入院するのがこの際最も妥当な選択肢だと思う。

患者「自分は先生と嫁の言うとおりにする」「どうせ長くは生きないし、向こうで母ちゃんも待っている」「最後に温泉に入りたい」。私が患者と話し合っている最中に勤務中の嫁から私の携帯に電話がかかってきた。「今自分は義父と一緒に居るが、どう見ても衰弱が激しいので明日にでも入院させてほしい」。偽りの電話を掛けねばならないほど、嫁は追い詰められていたのである。3日後、堀ノ内病院に入院。あと10日余りで年が終わるという慌ただしい頃であった。私は患者が、最初に述べた事例のように、どうしても自宅へ帰りたいと希望した場合は、息を引きとる寸前に自宅へ搬送することも考えて、毎日患者のベッドを訪れた。彼は昏々《こんこん》と深い眠りにあり、最期まで言葉を交わすことはなかった。年の明けた最初のまばゆい朝に、彼は静かに息を引きとった。

71歳男性　手術不能の進行胃がん。独居。

生活環境は劣悪で入院時虱《しらみ》駆除を必要とした。「自由が欲しいので自宅へ帰りたい」。病気が治って帰るわけではないことを繰り返し説明したが、充分に理解したとは思えない。退院4日目初回訪問。座位もとれぬくらい衰弱。現在の時刻もわからない。家にとどまるか、入院するか、意思確認を行ったところ「入院したい」。直ちに入院。夜ベッドサイドに行ったところ〝安堵《あんど》の笑顔〟。以後輸血を始め濃厚治療を72日間継続した後死亡したが、いつベッドサイドへ行っても幸せそうな柔和な表情が印象的であった。最後の半日、絶縁状態にあった妹が付き添った。

最期を住み慣れた自宅で過ごしたいという思いは国民の過半数の胸にある率直な願望といえるだろう。2005年度原村《はら》（長野県諏訪《すわ》郡）老人保健福祉計画のためのアンケート調査（小規模ではあるが回答率が100％に近い、極めて信頼度の高い調査）は65歳以上の村民1812名から500名を無作為に抽出してアンケート調査を行ったものであるが、70％の高齢者は自宅で家族による介護を受けることを希望し30％が施設入所を希望した。施設入所を希望した30％を占める回答者のうち4分の3は、その理由に家族への気遣いを挙げた（当時の八ヶ岳診療所村藤裕子所長提供）。即《すなわ》ち90％を超す高齢者の率直な希望は在宅死なのである。しかしながら、村藤所長の記憶では、実際に在宅死を果たした村民は2割に満たない、ということであった。

この18年間に堀ノ内病院から多くの人生の最終段階にある患者が退院して行ったが、退院に際して病棟担当医から我々在宅医に引き継ぎがあって在宅医療が開始となるケースは極めて少ない。多くは退院後、通院困難になって短期間（退院翌日再入院ということも稀でない）で再入院となり、病院死という結果になる。入院する間もなく死に至った場合は前述の、警察による検案事例となる。その要因は医療側の救命・根治・延命から外れた医療に対する無知と無関心、患者側の死という現実からの逃避と言うべきであろう。

根源的難問は、自らが死を目前にしていることを患者はどのようにして知ることが出来るのか、という点にある。入院主治医のほとんどは、そのような剣呑《けんのん》な話題を避けるし、救命・根治・延命を最優先としてきた彼らにとって、そのような患者を退院させること自体が発想外である。そして、そもそも患者本人が死ぬとは思っていないことが多いのである。家族が医師から身内の死が近いことを告知されたときの大多数の反応は、「本人には告げるまい」と心に固く決めることである。

87歳女性　慢性腎不全。夫、息子と3人暮らし。

2020年9月29日に退院。同日に訪問診療の希望が娘より示されている。退院処方1か月なのでひと月以内に訪問して欲しいと医療相談員より連絡あり。入院中の記録を確認すると容体が安定しているとは考えにくく、早期に訪問することとした。

10月6日　初回訪問。患者は和床で経口摂取細く、トイレ歩行も困難。夫と息子が同居しているがどのように介護してよいものか途方に暮れている。本人は仙骨部の皮膚が痛いと訴える。介護保険サービスについては主治医意見書が出ていないので認定が下りないと息子は説明されたとのこと。帰院して確認したところ入院中の主治医により意見書作成は済んでいたが市役所に提出されておらず、即時提出を依頼した。とりあえず訪問看護に介入を依頼。

19日　第2回訪問。相変わらず介護保険に関しては何の音沙汰もないとのことで、本人の容体はますます衰弱傾向だが介護態勢については訪問看護以外の支援は入っていない。帰院して市役所介護保険課に電話。「先行きが短いのでできるだけ早く認定調査をして欲しい」「確認したところ、すでに調査は終わっている」「意見書も調査も終わっているのであればサービスを使い始めて良いか」「市役所から地域包括支援センターに連絡する」。こうしたやり取りの末、翌日（退院3週間後、死亡10日前）ケアマネジャーが本人宅で担当者会議開催。ようやく介護ベッド搬入。

26日　第3回訪問。身の置き所なく苦痛強いとのことで医療麻薬の貼付剤を開始。

30日　自宅で夫にみまもられながら永眠。

妻の死後、それまで厳しい表情でほとんど無言だった夫は「家で看取れてほっとした。自分は一回り年下なので見送ってやる心づもりは固めていた」と柔和に、時に笑顔も交えつつ問わず語りに語った。3週間余りの訪問診療期間中、夫がほとんど口を開かなかったのは、介護態勢の整わない環境で日々衰弱して行く妻を目の当たりにする不安、死にゆく者の傍らに居続けることの重圧に起因していたことに、担当医は思い至ったのである。

最後に述べた事例は、医療関係者、行政、社会のすべての「死に行く人への想像力の欠落」に由来すると考えられる。そのような現実の中で職務を果たす看取り医にとっても、在宅死は紛れもなくアポリア（哲学的には哲学的難題、一般的には解決できない難問）なのである。

第2章　命を終えるための医療

——人それぞれのカルミネーションを求めて

1 Culmination（カルミネーション）――最期の望み

私は半世紀に及ぶ医師としての生活の中で、多くの死と出合ってきた。外科医として過ごした40年は基本的に救命・根治・延命がすべての世界であり、死は紛れもなく敗北であった。そのような日常業務以外の世界で遭遇する死は両親を始めとして親戚、友人知人の死であり、マスメディアが報ずる死であった。マスメディアが報ずる死は事件性がない限り、功成り名を遂げた有名人の死である。

在宅医療で遭遇する死は無名の市井の人びとの死がすべてであると言っても過言ではない。社会が全く関心を示さない死という表現は社会通念に沿った穏当な表現ではあるが、必ずしも実情を表していない。我々が日常遭遇する死には、家族にも知られることがない死、そして家族が知っていても関心を示さない死も決して稀《まれ》ではないからである。重要なことは、それにもかかわらず患者一人ひとりに語るべき豊かな人生があり、彼らがその辿《たど》ってきた自らの人生に深く根差した死に方を望んだ、という事実である。

パリの緩和ケア病棟勤務の心理学者マリー・ド・エヌゼルの著書『死にゆく人たちと共にいて』（西岡美登利訳、白水社）に寄せたフランソワ・ミッテラン（元仏大統領）の序文にある「死によって人間は自分が本来そうなるべき姿に導かれる」と正しく符合し、その人にとっての最も望ましい死といえるだろう。私の在宅医療の18年間は709人のこの世を去った人々にとってのCulminationを実現することであった。それは大病院における「救命・根治・延命」という「ひたすら生かす医療」から、在宅で「Culminationを実現させる（命を終えるための）医療」への、一医師としての個人的パラダイムシフトでもあった。

Culminationという言葉は英国に長く在住した知人の口から初めて耳にした。辞書には最高点、頂点、全盛、完成、南中とあるが、単独で使われるよりは「Natural Culmination」といった表現で用いられるようである。この場合のNaturalはNatural Person＝自然人、すなわち法律用語で会社・法人・集合体の対義語として「個人」を表すものである（図5）。事実知人がこの言葉に出合ったのは彼自身が出廷した法廷においてであった。彼は英国の中学校に入学し、大学法学部を卒業する寸前にビザの発給を拒否されたため、裁判で解決する方法を選んだ。移民局による拒否の理由は、当時英国が外国

図5　カルミネーション

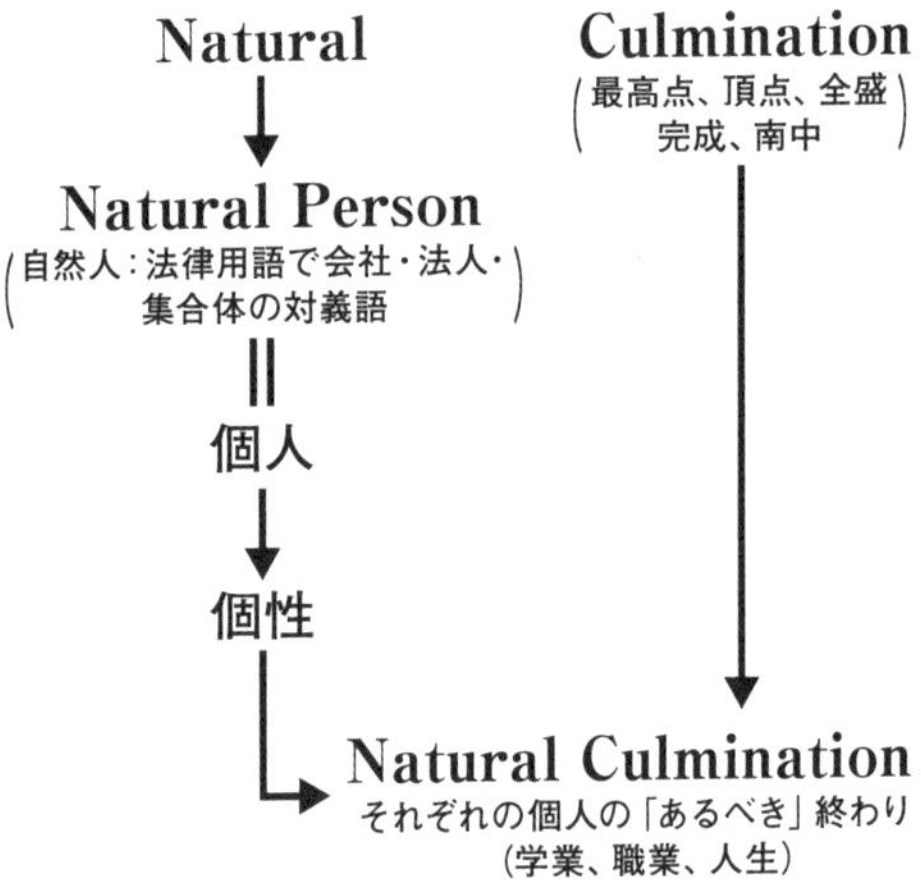
Natural
Natural Person
（自然人：法律用語で会社・法人・集合体の対義語）
個人
個性
Culmination
（最高点、頂点、全盛 完成、南中）
Natural Culmination
それぞれの個人の「あるべき」終わり
（学業、職業、人生）

籍の人間が一定の期間を経て自動的に英国籍を得る事態に厳しい対応を迫られていたことによると考えられる。彼の弁護人であった英国法弁護士は、彼が15歳で親元を離れて学寮生活を送った後、法律家を目指して大学卒業に至ったことを強調し、学業・職業・人生を包括した、個人のあるべき最高点（Culmination）への到達に温情をもって対処することを当局に訴えたということである。

76歳男性。胃がん。妻と2人暮らし。

胃がん末期でひどく痩せて腹水が溜《た》まり、食事もほとんど取れない状態で他院を退院して自宅に戻った。何故《なにゆえ》にそのような状態で家に帰ることを決断したのか、そして妻もそのような夫の無謀な試みに反対しなかったのか、その理由は好きな酒が自由に飲みたいということである。私は即座に酒は今晩から好きなだけ飲んでよいと許可した。その時に彼と妻が見せた訝《いぶか》しさと喜びの相半ばした複雑な表情は今も鮮明に記憶している。
翌日から彼の枕もとにはプラスチック製のホームサイズ大のウイスキーボトルが置かれ、ボトルの口には飲み口に接続した長いチューブが取り付けられていた。彼は身を起こすことなく好きな時にボトルの中身を口の中に流し込むことが出来るということである。そのせいか食欲も一時的に旺盛となり、枕もとには妻が買ってきた鮨、ウナギなどの弁当の空箱が散乱することとなった。
2か月が経過し、病勢が進み最期が近くなったことが誰の目にも明らかになった頃、私は大学病院時代に患者から貰《もら》った高級ウイスキーを持ち込み、フォークの先で突き砕いたコルク屑《くず》と共に乾杯した。彼は非常に喜び、近々生まれて来る孫に私の名前を付けることを提案したが、母となる娘に即座に却下された。

72歳男性。脳出血。身寄りは全くなく生活保護受給の独居。

脳出血による右半身麻痺《まひ》で堀ノ内病院に入院していたが、自宅退院を強く希望し、リハビリによる歩行訓練もほとんど行わず、担当医の許可もないまま退院した。最初に訪問した際、彼は箒《ほうき》の柄にすがって室内を移動していたが、彼が極端なヘビースモーカーで、早期退院を強行した理由は喫煙を自由に行うためであることが判明した。

直ちに自室から300m離れたタバコ自動販売機までの自力歩行を目的としたリハビリが開始された。当時はまだ訪問リハビリテーションの制度がなかったので、病院の理学療法士は私の往診車の後を自動二輪車でついてきて、診療の後、無償で歩行訓練を行った。

往復600mの戸外歩行が可能となるまでに1年間を要したが、その間、時折タバコの差し入れを行った。火の不始末が問題であったので、1本吸い終わるまで部屋にいて、残りのタバコは持ち去ることにしていたが、ある日もう1本吸いたいという強硬な申し出があった。次の往診患者の時間があることを理由に断った際の彼の怨嗟《えんさ》の眼差《まなざ》しは印象的で、手近に刃物があれば刺されても不思議はない雰囲気であった。

自力でタバコ自販機まで往復できるようになった初夏のことであった。新座警察署からの電話で彼が路上で死亡していたことを知らされた。私が彼と対面したのは警察署であったので、彼の手に新しいタバコの箱が握られていたか否かは不明であるが、現場は正しく自販機への道であった。それから10年以上が経過した頃、彼を担当した理学療法士から、あの時の患者との出会いに自分の職業的原点があると言われた。患者と私の間に心の通い合いは全くなかったが、ヘビースモーカーの遺《のこ》した遺産と言えなくもない。

森鷗外の作品の中に「甘瞑《かんめい》の説」という翻訳がある。原著は1897年にマルチン・メンデルゾーンという医師が看護学雑誌に発表した〝Über die Euthanasie（安楽死について）〟というタイトルの論文で、鷗外の翻訳はその翌年の1898年である。1974年に長谷川泉編集・解説「現代のエスプリ No.83 安楽死」に解説付きで全文が紹介されているが、門外漢である私の漠然とした印象では、この翻訳が鷗外研究家の対象として取り上げられた形跡はない。

2016年に富山県立大学工学部教養教育センター金城ハウプトマン朱美准教授が同論文について原著と鷗外訳との比較考察を行った（独逸文学60：47―76、2016）。論文には、原文にあるのに鷗外が訳さなかった部分、逆に原文にないのに鷗外が記述した部分が明示されていた。私が着目したのは〝原文にないのに鷗外が記述した〟数行である。その箇所は「醫《い》の應《まさ》に行ふべき所には、精神上の手段あり。」という一文で始まるが、この書き出し自体金城ハウプトマン女史は原文と脈絡なく唐突に出現したと評している。私が注目したのは、それに続く「病人をして生活の望を維持せしむることとその最も重要なるものなり。此望は醫の先づこれを絶つこと、往々早きに過ぐ。是れ不慮の転帰の軽快を致すことあるべきを思はざるなり。」の一節である。冒頭にある「生活の望」とはLebenshoffnungの訳語である。私が訳者であればこれを「生の望み」「生きる望み」と訳出するであろう。それが自然な訳語であるし、後に続く「医者は患者が予測を超える病状の好転を示すことがあることを考慮せずに、しばしば早まった告知を行いがちである」という部分と整合性があるからである。しかし鷗外はこれをあえて「生活の望」と訳した。ここに「生きる望み」とは異なる余命、最期の日々の過ごし方、すなわちCulminationに通ずる鷗外の想いを感じるのは私の穿《うが》った考えであろうか。

前ベルリン森鷗外記念館館長のベアーテ・ヴォンデ女史はLebenshoffnungという言葉の意味についての私の問い合わせに対し、造語で定訳がないこと、自分は訳語としては〈「死に対する意識的な準備」すなわち「生きる喜び、生きていることへの感謝」と考えるのが自然と思う。〉と述べられている。すなわちCulminationそのものとも言うべき訳語ということになる。この論文が、鷗外が安楽死を扱ったとされる小説『高瀬舟』より18年も遡った36歳の時に訳出されている事実も興味深い。

鷗外のCulmination、彼が現実に最期の日々をどのように過ごすことを望み、そして過ごしたかは2人の娘のオマージュに語り尽くされている。

父は黒い、丸くて太い、真直ぐな杖《ステッキ》（それは最後の奈良の旅で買って来たもので、あった）をついて、足を引き摺《ず》るようにして毎日役所に、通った。夕方になると再び杖をついて、帰って来る。玄関に出迎えた母を見て、父は微笑して言うので、あった。「俺は今日も健康な人間と同じに仕事をして来た」その微笑は暗くて、寂しかった。母は父に静かにして寝ていて貰いたい。（そうしていれば、半年は生きられるのではないだろうか）そう母は思って、心の中に涙を滾《こぼ》した。だが父は言うので、あった。「何もしないでいるのは俺にとっては死んでいるのと同じだ。なにもせずに寝ていて一年生きるよりも、仕事をして一月で死ぬる方が、俺にはずっとうれしいのだよ」

（森茉莉「父の死と母、その周囲」『父の帽子』講談社文芸文庫、1991年）

いよ〳〵明日おかんを出すと言ふ日に通夜をしました。賀古さんや五六十人集つてついおく談をしました。その時五味さんが賀古さんに言つた話に、三年坂の途中を一歩一歩ひきづゝてあるいて行くときいて、思わず涙を流しました。

又ある人はパッパに養生なさいと忠告したら、「君、僕の命は時の問題ではないよ」と言つたそうです。

そして死ぬ三週間前、いよ〳〵動けなくなるまで起きて筆をとつたさうです。

（森杏奴　山田茉莉宛書簡　1922年7月）

カルミネーションはまさに人それぞれである。飲酒や喫煙など、傍目には取るに足らない事柄に見えても、当人にとっては生死を懸けた「生活の望」の実現である。鷗外は市井の人の範疇《はんちゅう》を超えた人物と見なされることが多いが、死を前にした彼の望みは、普段通りに仕事を続けたいという、ささやかでありふれた願いであった。第三者の目からは表層的に見えるカルミネーション、逆に人生の深みを感じさせるカルミネーションがあるかもしれない。何《いず》れもが当人にとっては等しくかけがえのない「人生の到達点」と言える。

2　「生への医療」から「死への医療」へのターニングポイント

「命を永らえる医療」はヒポクラテスの時代から社会に定着してきた医療である。私自身40年間に及ぶ外科医の生活のなかで、救命・根治・延命以外の医療の存在を考えたことはなかった。

しかしその後の、在宅医療に従事した18年間に自分が関わってきた700例を超える死の一つ一つを思い返すと、その中に安楽死、尊厳死、緩和ケア、ホスピス医療、いずれとも異なる、「命を終えるための医療」と表現するのが最もふさわしい医療の存在が浮かび上がってくる。それは病院外という舞台で本人・家族・在宅主治医3者の織り成す多彩な人生ドラマともいえる。

82歳男性。認知症。誤嚥《ごえん》性肺炎。老老世帯。

関西のガソリンスタンド経営会社に勤務していたが、70歳ごろから認知症が次第に進行し、2010年長女の住んでいる新座に転居した。その後10年間妻が自らの意思で一切の介護サービスを入れず、完全介護。最近の3年はほぼ寝たきりとなり、誤嚥性肺炎による入退院を繰り返していた。

2019年2月、3回目の入院を行った際、主治医から胃ろう造設なしの退院はあり得ないと言われたが、妻は胃ろうを造設せずに、そのままの状態で自宅に連れて帰ることを強硬に主張し病棟主治医を粘り強く説得、退院許可を得た。後になって、この時の妻の手には「老衰死まぢかの患者がものを食べたり飲んだりしないのは、死ぬべきときが来て飲んだり食べたりする必要がなくなったからであって、飲んだり食べたりしないから死ぬのではない」という拙著（『死を生きた人びと』みすず書房）の一節を写し取った紙片が握りしめられていたことを、同席した病棟看護師の口から知った。

在宅主治医となった私は妻に誤嚥性肺炎を繰り返す患者の自宅療養には限界があることを十分に説明し、今後の主治医の役割は実質的には妻が担うことを納得させた。実際に私は、退院以降の経口投与の可否、量は妻の判断で決めることとした。本来このような事柄は医師の裁量に委ねられるべきであろうが、10数年にわたって患者と共に生活し介護をしてきた妻の判断に優るものはないと考えたからである。

口をパクパクさせるときはペースト状の食物を与える。同じような口の動きでも、飲み込まないで口の中で溜《た》めているときは量を少なく抑える。口に入れるとすぐ吐き出すときは与えることをやめる。これらの食事量と訪問看護師が報告してくる尿量、血中酸素濃度などの身体所見から、皮下点滴量を0→500→1000mLに調整、発熱など誤嚥性肺炎の兆候が見られたときは抗生物質投与を行った。患者は55日目に死亡した。


私が在宅主治医として妻と訪問看護師と共に行った55日間の医療は安楽死、尊厳死、緩和医療、ホスピス医療、いずれにも該当しない、正しく「命を終えるための医療」であるが、社会的に認知されていないところから、病棟主治医からは「小堀先生は1日500mLの水分補給で人間が生きられると本当に思っているのかしら？」と無知蒙昧《むちもうまい》の老医師と見《み》做《な》される結果となった。

云うまでもなく、病院は基本的に救命・根治・延命の世界であるべきで、「命を終えるための医療」は病院内で行われる医療ではない。しかしながら、「病棟主治医にも『死に行く人への想像力』を持っていてほしい」のは在宅医共通の願望といえる。

「命を永らえる医療」から「命を終えるための医療」への転換点を、私はターニングポイント（以下TP）と呼んでいる。TPという言葉は多種多様な使われ方をする用語と言えるが、この言葉から最初に私の頭に浮かぶのは登山である。

『ビヨンド・リスク――世界のクライマー17人が語る冒険の思想』の中で、1975年にエベレスト南西壁の初登攀《とうはん》に成功したことで知られるダグ・スコットというイギリスの著名な登山家が次のように語っている。


私が引き返すかどうかを判断する基準ができたのは一九七六年五月にドゥガル・ハストンとマッキンリー南壁を登ったときです。二日間嵐の中にいましたが、三日目もあいかわらずひどい天候でした。／私はドゥガルに言いました。「どう思う」／すると、あの厳しいスコットランド人は私をじっと見て言うのです。「まだ凍傷にかかっていないんだろ」／「そうか、わかった。凍傷にかかるまで登るんだ。凍傷にかかる前に頂上に着くことを期待しよう」／私は体に障害が現れるまで登りつづけます。凍傷になりかかったり、物が二重に見えだしたり、脳浮腫の恐れがあったり、肺水腫のような厄介な病気になりそうなひどい咳がはじまったり――そんなときにはできるだけ早く山を下ります。

（ニコラス・オコネル著、手塚勲訳『ビヨンド・リスク』山と溪谷社・ヤマケイ文庫、２０１８年）

「命を永らえる医療」と「命を終えるための医療」のＴＰは一人一人異なる。しかも行きつ戻りつすることもある。ここまでは登山の場合と同じである。登山の場合は登山者本人あるいはそのパートナーの意思決定によるのに対し、在宅医療のＴＰの場合は患者・家族・在宅医、更に患者が入院中の場合は病棟主治医の4者の合意のもとに決定が行われなければならない。登山の比喩になぞらえれば「命を永らえる医療」は初志貫徹して登頂を目指す入院医療の継続、「命を終えるための医療」は登頂断念・撤退に相当する退院・在宅医療開始である。病棟主治医の意識の中に「命を終えるための医療」が存在しないことは致し方ないとしても、「死に行く患者への想像力の欠如」はＴＰ決定の最大の障壁といえる。

97歳男性。認知症。独居。

なぜ自分がここにいるのか、なぜ医者が来るのか、が理解できない。訪問診療を行った約3年6か月間、訪問の都度交わした会話の中で分かったことは以下のようなものだった。「なんだか分からないんだよ。頭の中が空っぽになっちゃった」「どこも悪くない。よく眠れる（8月の酷暑の中、冷房もない部屋で平然と熟睡）」「もう90歳を超えたので薬は飲まない」「なんだかさっぱり分かんない。暑いんだか、寒いんだか」「うちのバーさんおととい からいない」「私は子供のときから釣りが好きでしてね」。しかし私の来訪を心待ちにして、玄関の前で逆さにした植木鉢に腰を下ろして長時間待っていたこともあった。在宅医療の場合、医師と患者の関係は常に死を前提としている。私の眼には、たとえ家族に囲まれた、多くの人々が想像するような平穏な死でなくとも、この患者がこのまま自然に任せて衰えていく先にある死は、ある意味で理想的な死に思えたし、何よりも彼は毎日の生活に心から充足していた。

ある冬の朝、布団をかけず、体が冷たくなっていることに訪問看護師が気づき、遠隔地に住む長男に連絡。長男の希望でただちに堀ノ内病院に救急搬送、入院となったが、特別な疾患はなく冬期の低体温症と診断された。翌日から不穏となりベッドから降りようとする。点滴抜去、拘束されたまま暴れ始める。物を投げる。「抑制を外せ」「座らせろ」「家へ帰る」「バーさんはどこだ」。

担当者会議が開かれる。

長男「施設へ移して欲しい」

ケアマネジャー「施設は向精神薬を使用している患者は受け入れない」
小堀「もう一度自宅へ帰して私が往診するという選択肢もある」
病棟主治医「同じことが起こることがわかっている患者を自宅へ帰すことは、医者の良心に反するので許可できない」
以後約6か月間、鎮静薬の持続投与で昏々《こんこん》と眠り続け、いつ見に行っても眼を開けることはなかった。たまたま開眼しているときは、私の顔だけは覚えていて、話しかけると反応するが、話題は釣りに限られた。小堀「部屋に置いてあったカップは海釣りで取ったの？」。患者「いや川釣りだ」。小堀「アユ釣りで取ったの？」。患者「ハヤ！」。死亡1か月前のやり取り、小堀「釣りのカップはハヤだよね」。患者「いや、ハヤとアユだ」。

この患者のTPが死の6か月前であったことに異論はないであろう。私の意図した「命を終えるための医療」は病棟主治医の正論によって実現することはなかった。正論ではあるが、想像力の欠如は否めない。
在宅医療に従事する医師だからTPを見逃さない、よく見極めることが出来る、とは限らない。時に誤ることもあるし、患者が亡くなってから、あれが真のTPであったか、と釈然としない思いに捉われることもしばしばある。

98歳女性。認知症。独居。

夫と早くに死別し独居。子供はいない。唯一の肉親は関西在住の弟であるがパーキンソン病で寝たきりとなっている。ある冬、脱水で入院した当日から、家へ帰ると大声で主張し、翌日半ば強制退院の形で自宅退院となった。戦前、活動写真女優（すなわち映画女優）として活躍したとのことで、自室の壁は自身の全盛期のブロマイド、監督であった亡夫の写真、いかにも当時の業界を偲《しの》ばせるハンチング帽にマフラーの粋な姿の義弟（カメラマン）の写真などに埋め尽くされ、まさにセピア色の世界である。初回訪問の際は、化粧をし、台湾で国策映画を撮影した際に贈られたというチャイナドレスで盛装した姿で迎えられた。

夏ごろから歩行困難となり、しばしば室内で転倒、訪問したヘルパーが動けない患者をベッド上に引き上げることが多くなった。炊事も滞り配食サービスに頼ることとなったが、それすら口にすることは1日おきであった。在宅主治医である私と患者との合意事項は「セピア色の世界で最期を迎える。具体的には、訪問ヘルパーが本人の亡骸《なきがら》を発見する」ことで、これには実弟も合意していた（合意確認書を作成して送付したが、署名返送はなく、ただし遺灰だけ送ってくれれば良いとの妻を通じての伝言があった）。しかしながら、ケアマネジャーの意見は次の2点であった。1．自分は先生と患者の決定に従いたいが、自分が所属する介護事業所の（所長も出席する）ケアマネジャー会議での決定は入院加療である。2．ヘルパーは、行ってみたら利用者が亡くなっているかもしれない職場に行きたがらない。

　私は本人に、在宅・孤独死を認めてくれる、事業所に属さない、立場の自由なケアマネジャーに変更することを提言した。しかし、本人は現ケアマネジャーが「好きだから変えないでくれ」ということであった。

　夏が過ぎて涼風が吹き始めたころであった。ヘルパーが訪問すると内からチェーンがかかったまま応答がない。直ちにレスキュー隊が出動、チェーンを切離《せつり》して、そのまま成り行きで、ベッドわきに倒れている患者を堀ノ内病院に搬送した。私は回復した患者が即時セピア色の世界に戻ることを予測し、準備を整えたが、本人は病棟担当医に口内炎を訴えたところ、口の中に指を入れて軟膏を塗布してくれたことに感激し、こんな親切な医者がいるのなら、このまま病院にいてもよいとのことであった。その後退院して施設に入所したが、自室の写真をすべて施設に移動して、過去の輝いていたひとときに浸りつつTPから4年半経過した現在も元気に生活している。

この事例のTPは現在を遡る4年半前である。患者がドアのチェーンを掛けたことにより、あるいは病棟担当医が心あたたまる口内炎の処置を行ったことにより、本人と、ただ一人の肉親である弟と主治医である私の3人で決めたTPは脆《もろ》くも潰《つい》え去ったということである。

TPは、その多くが患者の入院中に訪れる。最初の82歳の男性の事例のように退院時点がTPとなることが多いという事実は困難を倍加させる。「命を終えるための医療」が全く念頭にない病棟主治医の意向が大きな影響を及ぼすからである。

3 アドバンス・ケア・プランニング（人生会議）は社会に浸透するか

2025年問題を目前に控えて国は2018年11月、人生の最終段階の終末期にどのような医療や介護を受けるか事前に家族や医師などと話し合いを重ねる過程を指す「アドバンス・ケア・プランニング（ACP）」を、「人生会議」という愛称で呼ぶことを決めた。ACPという言葉が最初に登場したのは2017年8月の「第1回　人生の最終段階における医療の普及・啓発の在り方に関する検討会」であるから、わずかな期間で国民の間に浸透するには至らないのが当然である。

そもそも我が国では、高齢者や悪性腫瘍末期患者との間で死にまつわる話題は避けられてきた。私の40年間に及ぶ外科医としての生活の中で、本人と死にまつわる話をした経験は皆無であるし、その後の訪問診療医としての18年間でもきわめて例外的である。高齢の親の深刻な病名を告げられた子供たちの最も一般的な反応は「本人には言わないでください」というものである。

「癌の告知の是非といいますが、告知してもいい人と、告知してはいけない人の問題で、是非で論じてはいけません」（中略）しかも、日本の場合、患者当人よりも、なぜか家族に告知する例が圧倒的に多い。／「そういうわけで、ご当人に伝えますか？」――これは間違っていると思う。当人に相談して、「御家族に伝えますか？」というべきだろう。そして「告知」の技術が幼稚な現実もある。宗教的な背景の有無は別にして、医者たるもの、心優しく現実に立ち向かう学習をしてほしい。／告知に耐えられる患者。／告知ができる医者。／この両者の関係が成立しないところで、するべきか、どうかと論議されているような気がする。

（永六輔『大往生』岩波新書、1994年。傍点小堀）

30年前の永六輔氏の発言は腑《ふ》に落ちる正論であるが、社会一般の死生観に影響を及ぼすには至らなかった。

2011年8月13日号の「週刊現代」の特集は「あなたの病院選びは間違っていません

か　著名人１００人が最後に頼った病院」というタイトルで、亡くなられる当日自宅に帰られた井上ひさしを除く99名の著名人の最期を迎えた病院の詳細が記されていた（40ページ参照）。それから5年後の同じ「週刊現代」（２０１６年12月24日号）の特集は「名医が選んだ『私が看取られたい在宅医』１５０人」であった。入院死の対角線上にある在宅死を「理想的な死」として扱った特集記事である。偶々《たまたま》この年の7月に永六輔、大橋巨泉といった有名人が在宅死を選択したという事実も影響した可能性もあろうが、この数年間、在宅死が選択肢の一つとして少しずつ社会に浸透する一方で、終末期に病院で行われる、ひたすら「命を永らえる」ための濃厚治療に対して、一般人の心の底に釈然としない思いが残るようになってきたのではあるまいか。そしてそのような社会の風潮が、以下に述べるような国の救急措置の方向転換につながったと解釈することが出来る。

２０１９年の11月に東京消防庁は救急搬送患者を対象とする日常業務の方針転換を打ち出した。

> 東京消防庁では自宅などで心肺停止になった高齢の患者について、「自宅でみとりたい」と家族が蘇生を望まない場合、救急隊がかかりつけ医の指示を受けて蘇生や搬送を中止できる仕組みを来月16日から導入します。（中略）東京消防庁の緒方毅救急

管理課長は「人生の最期の迎え方について、家族で話し合う習慣はまだまだ定着しておらず、関係機関と連携してこの動きを促すとともに、新たな仕組みについて広く知ってもらうよう周知していきたい」と話していました。

（「「蘇生望まず」相次ぎ蘇生や搬送中止可能へ」
NHKニュースweb、2019年11月27日。傍点小堀）

この新しい業務指針転換の骨子は本人・家族・かかりつけ医の意思統一にある。しかし、現実には家族の思惑が先行することが多い。実際に家族が患者の高齢を理由に救急搬送を拒否する傾向があることが、高齢者施設勤務の医師北村義浩氏（さいたま市ひかりクリニック在宅医療医）によって語られている。

北村　私が在宅診療で診ている患者さんの多くは老人ホームのような施設に入っている方です。例えば、老人ホーム入居者で認知症が少し入っている方を例に出しますと、職員の方と相談して病院に搬送し適切な医療をしましょうとなっても、ご家族にご確認すると「いや、もう90過ぎてますから、何もしないでください、先生」とあっけらかんと言われたりする場合があります。「もう90だから」とか「老人ホームは終《つい》の棲《すみ》家《か》なんだから、もう医療は要らないよね」みたいな感じです。極端なことを言うと、「終末期の医療というのは何もしないこと」みたいに勘違いしている方がけっこういらっしゃる。

（「Living Will」No.176「【新春座談会】最期の日々をどう生き　いかに終えるか」、2020年1月）

救急隊が患者のもとに到着した時、患者は心肺停止状態にあることが多い。その意味で、蘇生・搬送は正しく「命を永らえる医療」と「命を終えるための医療」のTP（ターニングポイント）そのものである。東京消防庁の新たな指針の中で極めて重要なことは蘇生・搬送の中止がかかりつけ医の指示によることと、本人・家族の意思が確認されたか、の2点といえる。上述の東京消防庁の新たな運用について意見を求められた新田國夫《くにお》氏（医療法人社団つくし会理事長）もこの2点の重要性を以下のように述べている。

――今回の運用ルールについてどう思うか。

新田　以前、横浜市の救急業務検討委員会で委員として、これと同様の運用策定にかかわったことがあります。（中略）か、か、り、つ、け、医、が、ど、れ、だ、け、患者の、意、思、を、把、握、で、き、て、い、る、か、それが、で、き、る、か、か、り、つ、け、医、が、ど、の、く、ら、い、い、る、の、か、は、わかりませんが、今在宅

で医療を受けている高齢者の方は嬉しいだろうと思います。（中略）

――今後について。

新田　どこの自治体でも救急隊員は頭を悩ませていると思います。まずはＡＣＰが普及しないと、患者の意思を尊重することもできません。他の自治体でも、このような取り決めは今後増えていくでしょう。

（「週刊高齢者住宅新聞　Online」、２０１９年12月11日。傍点小堀）

「患者の意思を把握しているかかりつけ医がどのくらいいるか」という新田國夫氏の問題提起は更に深刻である。在宅看取りで中心的役割を担う在宅療養支援診療所が充分に機能していないことは第１章４「在宅死のアポリア」に詳述したが、２０１４年に国がまとめた大掛かりの統計調査でも、在宅療養支援診療所で訪問診療・在宅看取りを積極的に行っているのはごく一部（３％）の診療所に過ぎないことが示されている（図６参照）。

「人生会議」実現の困難性を象徴するような事例を紹介する。

98歳男性。糖尿病。長女と２人暮らし。

月２回、在宅医の訪問診療を受けショートステイに通所する規則正しい生活を送っ

図６　訪問診療件数・看取り件数の内訳

○訪問診療件数が51件以上の診療所は全診療所のわずか3%であるが、訪問診療件数の約75%、看取り件数の約45%はこうした施設によって実施されていた。

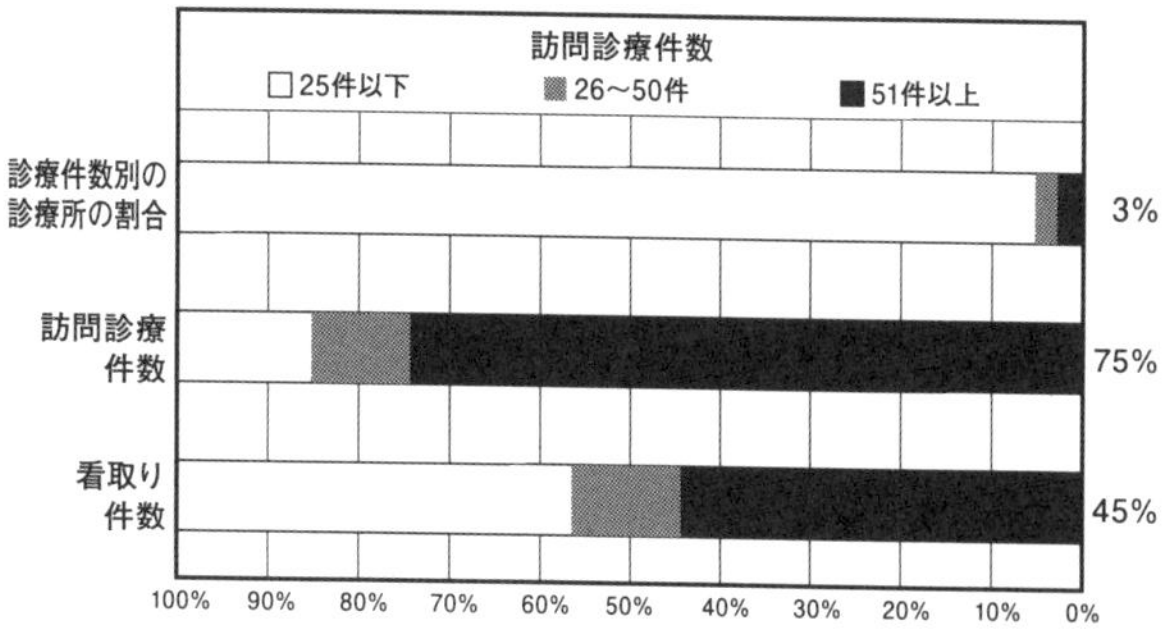

出典：医療施設調査

ていたが、ある日ショートステイ帰宅後から急に元気がなくなり、1週間後には食事、手洗いの自立も困難になったため、在宅主治医の指示を受けて都内有数の高度医療センターに救急搬送された。入院先の病院で主治医となった若い医師からは「調べても、何処《どこ》も悪くない。老衰」と言われた。入院はさせてもらえたが生理食塩水の点滴しか行われないので、長女は栄養が不足することが心配で担当医に申し出たところ、点滴がぶどう糖液に変わった。患者は入院7日目に一般病棟から最上階個室に移されたが、患者の妻が何年か前、同センターで死亡した際、同じ階の個室に移されたことを記憶しており「俺はオミットされた」と長女に訴え、長女が心配になり、自らが日頃通院している近所のリハビリ病院に転院させた。転院後急速に病状は回復し、転院から1週間でスプーンを使っての流動食摂取、平行棒での歩行が可能となった。

転院の際の診療情報提供書に、入院3日目に施行された頭部MRI検査で小脳・左脳梗塞《こうそく》と記されてあったこと（長女には正しく伝わっていなかった）から、当初の入院先の主治医は不可逆性の重篤な病態と受け止めており、さらに、転院時に面会した別の医師が「今回の転院を嬉しく思っています」と長女に言ったことから、急性期病院としての医療措置を考えていなかったと考えられる。すなわち、主治医は最初から「命を永らえる医療」でなく、「命を終えるための医療」を選択した可能性がある。これは入院後数日間、中心静脈栄養でなく、末梢からの水分補給が維持療法として行われていたことからも推察しうる。

この事例は2つの問題を提起している。

1：患者の急変を知らされ、救急病院搬送を指示した在宅主治医とこの患者及び介護する長女との間に日ごろから「人生会議」が行われていたか否か。行われていれば、在宅主治医と搬送先主治医の間に何らかの打合せがあったはずであるが、その事実は無かった。

2：搬送先主治医は都内有数の救急救命センターの若い医師であった。彼に「人生会議」

を認識することを要求するのは経験上無理がある。少なくとも長女に父親の治療方針について意見を求めるべきであったが、彼はそれを行わなかった。

図6から読み取れることを端的に述べれば、訪問診療医の中で「人生会議」を行う医師は3％に過ぎないということである。換言すれば97％の訪問診療医は患者の自宅に顔を出すこと以外、診療所の外来担当医と変わるところはない。「患者の意思を把握しているかかりつけ医がどのくらいいるか」という新田國夫氏の言葉が今さらながら重みを増す。

国は訪問診療の行き着く先の看取りにまで関わる医師を想定して2006年在宅療養支援診療所を開設したが、ここに述べたことが20年後の現実なのである。

暗い現実の中で将来に明るい展望を可能にしてくれるデータがある。

ニッセイ基礎研究所主席研究員の篠原拓也氏がニッセイ基礎研レター2020―04―08に発表した「在宅療養支援診療所の展開―24時間対応する医師の負担をどう緩和するか？」である。

篠原論文によれば2006年4月の在宅療養支援診療所創設以来、2017年10月1日までの11年6か月の間に、寝たきりで診療所や病院に行けない患者の家を訪れた診療所数は在宅療養支援診療所1万9506、一般診療所2万1512と一般診療所の数の方が多く、24時間体制を必要とする看取りを行った診療所4729施設のうち4分の1に当たる1207施設が一般診療所であった。診療報酬上の優遇措置を受けていない一般診療所が率先して、より困難ではあるが、あるべき医療に取り組んでいる、という明るい未来を期待させるデータである。

問題は患者側にもある。2020年10月7日に行われた「第7回日本の医療に関する意識調査」によれば、かかりつけ医のいる人は約半数（55・2％）に過ぎない。これには大病院志向など様々な要素があるが、基本的には疾患によって行きあたりばったり的な受診を繰り返していること、そして、その根底には自らの命の終わり方への無関心があるのではなかろうか。

4 海の見える家――ある夫婦の物語

＊この節はプライバシーに配慮して、小説形式の記述となっています。

患者Nの妻の話

93歳の私と90歳の夫が並んで寝ているこの病室からは海は見えない。昔、「逝くものは斯《か》くの如《ごと》きか、昼夜を舎《お》かず」という孔子の言葉を漢文の先生から教わった記憶がある。この世のどんな栄光もいずれは過ぎ去って行くという意味らしいが、かつて私たちにも海辺の別荘で1日中海を眺めて暮らしていた輝かしい日々があった。

糖尿病を患う夫の体力が弱って病院に行けなくなり、往診の先生が来るようになって5年近くになる。最初に先生が来た日のことをよく覚えている。偶々《たまたま》私と夫の年の差が2年8か月であることを知った時、先生は「ふーん2年8か月ね」と遠くを見つめるような目になった。何年か経《だ》って親しくなったケアマネジャーから、先生の亡くなられた奥様も2年8か月先生より年上であったことを聞き知った。もう一つ記憶に残っているのは、90歳に近い夫婦が2人揃《そろ》って居間で普段着のまま往診医を迎えるという状況は極めて恵まれていること、更にこの状態がいつまでも続くと思ってはいけない、明日には事態が急変するかもしれない、という先生の言葉である。その後も、この時のことが時々話題に上るが、先生は「あの時、お母さんは何とも不機嫌な顔をしていたね」とからかうような目で私を見るのが常だった。私はその都度「あの時はごめんなさい」と謝るのだ。

先生の言われた通りだった。7か月後夫は小脳梗塞で短期間入院してから、手洗の便座から立ち上がれなくなったり、1日中眠っていて食事も食べないことや、夜中の徘徊《はいかい》などの異変が2、3か月ごとに見られるようになった。最終的に寝たきりになったのは、新型コロナウイルスが蔓延《まんえん》した2020年4月のことである。長女の強い勧めでデイサービスに行かなくなってから10日経たないうちに歩行が全く出来なくなり、ほぼ時を同じくして誤嚥性肺炎を発症して入院となった。

在宅主治医Kの話

2人が結婚したのは夫が20歳の時というから結婚生活70年ということになる。夫は東京深川の自転車屋を営む家に生まれ、妻は千葉外房の漁師の家に生まれた。2人を見合わせたのは深川に住む彼女の叔母である。結婚して数年で女、男、男と3人の子供に恵まれた。幼い子供3人を育てながら深川に八百屋を開業した。新しく自転車屋を開く開業資金を調達するために彼女自身が考えた方策である。

月1回の訪問診療の際、医療行為が終わった後、決まった行事が二つある。一つは妻が誇りにしている八百屋時代のセピア色に変色した写真が貼ってある古びたアルバムの、ある決まった頁《ページ》を開くこと、もう一つは村田英雄の「夫婦春秋《めおとしゅんじゅう》」のテープを聴くことである。

彼女が特に見せたい写真は、外車に乗った裕福そうな女性客に泥のついた大根を手渡しているスナップである。「良く撮れているでしょ?」と彼女は言う。「綺麗《きれい》だね」と言って欲しいのだろう。確かに美貌の範疇《はんちゅう》に入る。しかし私が気に入っているのは、ただ店先で客を待っているだけでなく、道の向こう側に停まった車まで野菜を売りにゆく彼女の思いつめたような、気迫に満ちた表情である。

「夫婦春秋」は夫の旧懐のために聴く。夫は1番が終わらないうちに涙を拭うのが通例である。

ついて来いとは　言わぬのに

だまってあとから　ついて来た
俺が二十で　お前が十九
さげた手鍋の　その中にゃ
明日のめしさえ
なかったなァ　お前

ぐちも涙も　こぼさずに
貧乏おはこと　笑ってた
そんな強気の　お前がいちど
やっと俺らに　陽がさした
あの日なみだを
こぼしたなァ　お前

時にテープレコーダーが作動しないことがある。その場合、行事は1か月先に延期となる。作動しても曲の頭出しがスムーズには行かないことも稀ではない。その場合は村田英雄の歌う数曲を始めから終わりまですべて聴く必要がある。次の訪問患者に遅刻の言い訳を電話しながら、お目当ての曲が聞こえてくるとホッとしたものだ。

自転車屋開業後も簡単ではなかった。最初は2人で朝からいろいろな団地の入り口にひたすら待機して子供たちの自転車のパンクを修理する毎日だった。これも妻のアイディアである。商売がようやく軌道に乗った時、夫は妻の長年の夢を実現した。千葉の内房の海岸に、ほとんど手作業で建てた小さな別荘である。外房で育った人間が、何故山の中でなくて海辺に別荘を望んだのかという私の疑問に答えて彼女はこう説明した。「荒々しい波頭の砕ける海岸でなく、静かな海辺が無性に懐かしかった」。別荘には必ず月1回、20年間通ったが、家族の問題と夫が運転できなくなったこととが重なって10年前から廃墟と化した。

家庭内にあった大きな問題について、妻は私に一言も語らなかったが、私は訪問診療を開始する時点で、ケアマネジャーから連絡事項として把握していた。次男の度重なる家庭内暴力である。訪問診療を開始して1年ぐらいたったころ、夫婦は次男の暴力から逃れるため病院に近い自宅を長男に譲って、かなり離れた場所にある長女の住まいに転居した。この時も妻は一切の説明をしなかったし、私も理由を聞かなかった。新たに住むこととなった長女の住まいは高層アパートの8階にあった。妻は部屋の窓からの眺めを楽しんでいるようであった。ある日、彼女はベランダで育てた苺《いちご》が食べごろになったから、先生のためにとっておいたと数粒手渡してくれた。その場で口に入れたが、甘酸っぱい味と共に肥料にしたと思われる魚粉の匂いが口に残った。

入院後の夫の病態はかなり厳しいものであった。意識は混濁し、妻の顔も長女の顔も識別できない。血液検査所見も極度の低栄養状態、腎機能低下、心機能低下、肝機能低下を示しており、正に老衰死の始まりとも言うべき状態である。新型コロナウイルス蔓延下の面会制限の中で、特別許可で面会した妻も「目が死んでいる」「生ける屍《しかばね》で可哀《かわい》そう」と夫の最期を覚悟しているように見えた。涙を見せたことは一度もなかった。

入院1か月後、夫の腎機能がさらに低下して尿が全く出なくなった。その日の午後、丁度日曜日であったが、病棟主治医から透析治療の開始を告知された長女が相談の電話をかけてきた。私は彼女には折に触れ、父親の状況が「すべての人が受け入れざるを得ない」老衰死に限りなく近いことを、妻に対するよりも直接的に伝えてきたのではあるが、極めて微妙な局面であるので、「これればかりはあなた自身が決めなければならない問題であるが、もし父上が私の父親なら透析は行わない」と答えた。更に、透析を行わなければ、最期の時は1週間前後にやってくるであろうことも伝えた。夕方長女から再び電話があり、母親の意見も聞いたうえで透析治療は行わないことに決め、その旨を病棟主治医に伝え、主治医も納得したとのことであった。私は全く知らなかったことであるが、その時点で妻と長女は直ちに葬式写真を含め葬儀一式の準備を開始していたのである。

病棟主治医Lの話

入院時の胸部CT検査で患者が高度の肺炎を起こしていることが判明し、その治療に約1か月を要した。肺炎が治癒したと思われたころ、腎機能が急速に低下し透析を必要とすることが誰の目にも明らかであった。透析を開始するべく、患者長女に連絡したところ、「母とも相談して父の透析は辞退することにした」との想定外の言葉に接した。腎臓内科の専門医となって10数年、外来通院中の慢性腎不全患者が高齢を理由に透析を行うことを拒否した事例は何例か経験したが、全員説得して透析治療を実施することが出来た。今回のように、入院中の担当患者に透析を拒否されたのは初めての経験であったが、とりあえず長女の要望を受け入れて電話を切った。長女の背後に、この患者を5年間にわたって訪問診療してきた、在宅主治医K先生の存在を感じ取ったからである。

私は都内の超一流と呼ばれる私立女子高から一流大学医学部を卒業した腎臓内科医である。在宅主治医のK先生とは親子以上の年の差がある。K先生は医者になるためにかなりの苦労をしたらしく、小学校から大学までの受験結果が7勝8敗だったと自分で言っているのを聞いたことがあるが、私に当てはめると4勝0敗ということになる。因《ちな》みに私は高校時代3年間首席を通した。

そのあたりと関係があるかどうか、あるいは決定的な世代の差か、どうもK先生の患者の治療方針には理解しがたい点が多い。一言でいえば、医師は「疑わしきは生命の利益に」の原則で生命保護を優先させるべきである、という医学以前の、法的、倫理的大原則を十分に理解していないのではないか、と思われるふしがある。私の父も医師である。東京下町で産婦人科医院を開業しているが、その関係で、昔K先生が都内の国立医療機関に、近くにある産院の、ある変人の医長を招聘《しょうへい》しようとして実現しなかったという話を耳にした記憶がある。その医長は、死産に終わった嬰児《えいじ》を一晩母親の傍に置いておくことを原則とするような医師であった。この件も私がK先生に対して抱く違和感というか、ある種の嫌悪感に繋《つな》がっている。息絶えた嬰児《えいじ》を一晩人工呼吸器につないで生かしておく方がまだ心情的に受け入れられるし、母親もその方が嬉しいはずだ。

週が明けて4日経過したが、患者の一般状態はさほど悪化することなく、いわば平衡状態を保っている。その時の私の心理状態は明確には説明しがたいが、この4日間が内科医になって以来、救命・根治・延命に努力してきた私にとっては限界であった。5日目の朝、私は断固として自身の医師としての良心に従うことを決意して、患者の長男と長女を呼び出してこう言った。「尿毒症で苦しむお父様を見殺しになさるお積りですか?」。長男は仕事に多忙で父親のことは姉に任せきっていたので、何のことかよく理解しないまま、「お願いします」と頭を下げた。長女は茫然《ぼうぜん》として途方に暮れた様子であったが、かすかに頷《うなず》いた。次の週廊下でK先生にすれ違った際、「あの患者ですが、4日間全くデータが動かなかったので、透析を行うことにしました」と報告した。K先生は例によって全く表情を変えることなく「成る程」と言っただけだった。

再び在宅主治医Kの話

「4日間全くデータが動かなかった」という表現は秀逸だと思った。「今日死ぬか、明日死ぬかと、毎日患者のベッドサイドに行ったが、全く死ぬ気配がない。死にゆく患者を前にして手をこまねいて傍観した経験など1回もない自分にとって、4日間は限界だった」ということだろう。そもそも、病院内でそのようなことが起こるべきでないのだから、彼女が責められる点は一つもない。

それから8か月間、新型コロナウイルス蔓延下の面会制限が続き、妻が夫に面会できるのは2、3か月に1回であった。面会後の妻の表情は暗かった。「何もわからなくて生きている人とは思えない。可哀そう。死なせてやりたい位だ」「先行きが全くわからない。どうしたらよいのだろう」「夜眠れないだけでなく、昼間も頭が痛い」。デイサービスへ行っても妻は今までのように仲間とお喋《しゃべ》りをすることもなく、一人でふさぎ込んでいる様子だった。夫の入院から11か月後の2021年3月のある朝、妻は激しい腰痛で体動困難となり、夫の入院している城ノ内病院に入院した。同じ病院に入院しても、夫に会うことが困難である点に変わりはなく、妻も面会を強く望んでいるようには見えなかった。

看護助手Hの話

私は1970年頃から東北地方の山間僻地《へきち》にある療養型病院で付添《つきそい》家政婦として働き始めた。このような病院では、当時から看護職の人材確保が難しく、私がそこで働いていた時は平均360名の入院患者に対して約250名の付添家政婦がおり、その半数は病院内に寝泊まりしていた。つまり看護師はごく一部の医療行為を行うだけで、身動きできない病人の願望のほとんどは、付添家政婦の手によって叶《かな》えられていたと言っても過言ではない。この数年間に私は病人の切実な願いというものが、どんなものかということを知った。うまく言い表せないが、患者の望みは今現在の望みであること、健康人のわがままは病人にはわがままではなく、真剣な叫びだということだ。

私が上京して開設間もない城ノ内病院に就職したのも家政婦紹介所の斡旋《あっせん》である。1996年に付添家政婦制度が廃止となり、私の職名も看護助手と変更され、今では看護部長の管理下、勤怠管理システムの中での勤務となったが、日夜行っていることは本質的に昔と全く変わるところはない。

10数年前、私の担当する4人部屋に入院している患者は、ほとんど例外なく意識のない患者で、その多くは人工呼吸器の管理下にあった。即ち世間の人が言うところの植物人間である。彼らは望みを表現できないから、私に出来ることは何もなく、看護師の行う体位交換とか清拭《せいしき》に手を貸すだけの日常となった。刺激のない、平穏な日々を数年間過ごしたというべきであろう。ある冬、私はさしたる動機もなく手元にあった余った毛糸で彼らにソックスを編んでやった。途中で毛糸が足りなくなったので、色も図柄もまちまちなものが4人分出来上がった。次にネズミの縫いぐるみを作って、4人の患者の顔の上に吊《つ》り下げた。植物状態の人でも、万一ものが見えたら喜ぶかもしれない。植物状態の人には意識も感情もないと決めつけるのは健康人の傲慢である。自分がそうなってみなければ分からないはずだ。

ある夜K先生が音もなく病室に入ってきた。K先生は、現在は80歳を超して訪問診療専門であるが、当時はまだ手術も盛んにやっていて、各病室に頻繁に出入りしていた。私のいる病室にそのような患者はいないから、K先生が入ってくる理由はないが、通りがかりにネズミが目に入ったのだろう。先生は部屋の入り口近くに仁王立ちになって、無表情のままこう言った。「患者によってネズミの数が違うけど、数が多いのは貴女の依怙贔屓《えこひいき》ですか?」。これが私とK先生の最初に交わした言葉である。以後、10数年、私と先生はいわば「茶のみ友達」のような関係になった。今でも先生は週1回の病棟回診の時に、私の部屋にやってきて、患者は診ずに私と二言三言言葉を交わして出て行く。

ここ数年、私が担当する病室に入ってくる患者も、半数は通常の会話が出来るような軽症患者が占めるようになった。その中にはK先生が訪問診療中に入院が必要となった患者も何人かいた。そのうちの一人が患者Nの妻である。

私は今まで患者Nの妻ほど綺麗で冷静な女性を見たことがない。認知症のかけらもない。私たちは、時間が許す限りおしゃべりをして過ごした。話題はお互いの生い立ちから現在に至るまで、いくらでもある。肝心の夫(患者N)に話題が及ぶと「私が先に逝くことになったら夫も連れて行きたいぐらいだったから、こうなって良かった」。そして、「こんな形で生きていて可哀そう」で終わるのが常だった。

患者Nの妻が望んだわけでもなく、丁度4人の植物人間にソックスを編んだ時と同じく、〝さしたる動機もなく〟ある日私は時間を見計らって、患者Nが週3回透析室に搬送されて行く途中の廊下に患者Nの妻を車いすに乗せて連れて行った。夫を乗せたストレッチャーがやってきて妻と顔を見合わせた患者Nがはっきりした声で言った。「かあちゃん」。

三度《みたび》在宅主治医Kの話

看護助手Hの報告を聞いて、私は特に驚くことはなかった。そもそも私は驚くということはほとんどない。半年間、身体を拘束されて、鎮静薬によって眠り続けている96歳の凶暴な患者が、かつて在宅主治医であった私の顔だけは覚えていて、釣りの話をするとまともな返事をする、というエピソードをどこかの雑誌に書いた記憶がある。問題は会話の相手がいて、その相手が何とかして話を引き出そうとするか否かである。

2、3日後に病棟主治医Lに会った時のやりとりはこのようなものだった。「Nさんは話ができるようになったの？」「判りません。話をしたことがないので」「なぜ話をしないの？」「共通の話題がないものですから」。私が「成る程」と言ったか否かの記憶はない。

私が都内の国立医療機関を65歳で定年退職して、自宅から20㎞離れた隣県の城ノ内病院に赴任したのは、大学の親しい同級生が、この病院の理事長を務めていたからである。彼は地域医療の実践のために早く医局を離れてこの地に病院を開設し、私は大学病院の勤務が終わると、彼の病院に手術に通ったので、彼との付き合いは60年以上になる。この間、彼の患者が配偶者と個室に2人で入っている光景をしばしば目にしてきた。公立病院では目にしない光景であるが、長年見慣れていると、何となく当たり前に思えてくる。患者N

の妻に、「それでは父ちゃんと同じ部屋に入ればいいよ」という言葉が口を突いて出たのは、そのような理由だった。「えッ　そんなことが出来るんですか」。彼女の目に光るものが見えたような気がした。あれが涙だとしたら、私が目にした彼女の、ただ一度の涙ということになる。

数日経った頃、病棟主治医Lがそのような光景をどのように受け取るのか、深く考えることもなく、私はL医師に気軽に声を掛けた。「N夫婦を同室にしてはどうかな?」。返ってきた言葉は（考えてみれば）ごく常識的なものだった。「ロマンチックなお話ですけど、入院規定からしても、とても許可できません」。私は仕方なくつぶやくように言った。「でも理事長が昔からよくやっているよ」「私が理事長にお話しします」。L医師の説得は功を奏さず、しばらくして2人は同室となった。後になって、患者Nの妻が夫と同室になったのは「自分が無理やり頼み込んだからだ」と関係者に触れ回っていることを聞いた。医者間の不協和音をどこかから耳にして、とりなそうと思ったのかもしれない。どこまでもクールな女性である。

同室になっても2人の会話が成り立ったわけではない。少なくとも1日に何回かは患者Nが「かあちゃん」というだけである。「どうしたの?」という問いかけに対しての答えはない。6月のある夜、就寝前の時刻に「かあちゃん」の呼びかけが3回連続してあった。

こんなことは初めてである。数分後ナースステーションにあるモニターによって患者Nの死亡が確認された。同室になって37日目のことであった。

再び患者Nの妻の話

夫が亡くなってからもK先生は週に何回か病室に顔を出してくれる。私は何日か後には病院を出て、高齢者施設に入所することが決まっている。それが人生の成り行きというものだ。先生はそこにも会いに行くよと言ってくれるが、そんな時間はないだろう。先生は戦時中、疎開先であった信州の高原に別荘を持っていて、今でも月に数日はそこで過ごすそうだ。私の海辺の別荘の話から、「逝くものは斯くの如きか、昼夜を舍《お》かず」という漢文の先生に教わった孔子の言葉が話題になったとき、先生は同じような意味を持つ言葉が西洋にもあることを教えてくれた。Sic Transit Gloria Mundi というキリスト教の言葉で、その意味は同じく、この世のどんな栄光もいずれは過ぎ去って行く、という意味だそうだ。説明する先生の目は遠くを見つめているようだった。

第3章　医療と介護

1　医療と介護の境界

40年間にわたる外科医の生活から在宅医療の世界に転身して2024年2月でまる19年になった。転身後数年して訪問診療医としての自己流スタイルが完成する頃から、「介護」という2文字がこの世界には極めて重要な部分を占めていることを自然に学んだ。「医療と介護の連携」「医療・介護・福祉の一体化」といったタイトルの識者の著述が業界誌にあふれていた。この頃、とりあえず介護制度の制度上の仕組みを学ぼうとして、診療の際に関わった介護関係者を訪れて話を聞いたこともあったが、知識が定着するには至らなかった。介護保険制度が創設されて数年の頃の話である。その後、「介護」を突き詰めて考えることもないまま10数年が経過した。

しかしながら、ここ数年ほどの間に介護について考えることを促す事例を立て続けに経験することになった。最初の事例は「介護とは何か」を改めて考える契機となり、これに続く3件の事例は、訪問診療医としてのスタイルを確立して以後、医療こそが主役と信じて疑わなかった「在宅看取り」において、介護の果たす役割が極めて大きいことを示す証左となった。

最初に「介護とは何か」を考えるきっかけとなった事例を示したい。

96歳女性。老衰。長女夫婦、孫息子と4人。

患者は腰痛があるものの、ほぼ自立の毎日を送っていたが、同居している長女夫婦はいずれも悪性腫瘍のため通院中である。2020年11月入浴しようとしてバスマットが滑って転倒、当院整形外科で左上腕骨外科頸《げかけい》骨折と診断された。その際の担当医師は保存療法可能と判断し、帰宅させたが、翌日在宅主治医の判断で入院となった。担当の整形外科医はこの方針転換を不服とする意見書を提出した。整形外科医の抗議の真意は専門医の治療方針を軽視したことを遺憾とするものであったが、私が印象に残ったのは彼の抗議文の中にあった「本件を介護ではなく、医療の範疇《はんちゅう》にしてよいのか」という問いかけであった。「医療」は病院内で行われるもの、「介護」は（たとえ2年5か月に及ぶ訪問診療が行われていたとしても）家庭内で行われるもの、という理解なのであろうが、ほとんどの一般病院・診療所医師はこのような理解に留《とど》まっているのではないだろうか。一方、入院を決定した在宅主治医の判断は患者の特異な家庭状況に基づいていた。患者の主たる介護者である長女夫婦がいずれも闘病中（2020年12月長女の夫が、そして2021年2月に長女が死亡した）で、孫息子は夜勤専門の職で生計を立てており、事実上、祖母の生活環境は家族による介護力ゼロと言わざるを得ない。

私はこの事例を受けて長年介護・看護に携わってきた3人のベテランに「介護とは何か」を問いかけてみた。Aさんはボランティアから始まるヘルパー生活を経て介護支援専門員（ケアマネジャー）として今も第一線で現役として働いている。Bさんは市の福祉部長として地域包括ケアシステム等を推進し、定年退職した後、地域支援病院をはじめ関連17施設を有する法人の地域包括ケア推進担当部長を務めている。Cさんは看護業務一筋のキャリアを有し、最近の10年は訪問看護ステーションの師長を務めてきた。

Aさん　「介護とは衣食住のケアです。そもそも患者の日々の暮らしに思いを馳《は》せなければ介護という概念は浮かんでこない。つまり患者の生活は医療と介護から成り立っている。制度的な用語でいえば身体介護と生活援助ということになる。患者は専門知識もないし自分の思いを医師に伝えられない。ケアマネジャーが患者に代わって医師に伝えるという役目も重要である」。私が食道外科医であった頃は患者と面談していてもその患者の生活の場どころか食道のことしか考えなかったことを思い返せば、腑《ふ》に落ちる説明と言える。

Bさん「市の福祉部長を務めた数年間、医療と介護の間に線を引いて考えたことは一度もなかった。一人の人間を、ここまでは医療ここからは介護と二つに分けることができますか。最期の瞬間まで自分らしく生きていてよかったと思ってもらえるよう、患者としてではなく一人の人間として向き合い、医療や介護等を包含して『その人にとっての最適』を選択することが最も大切なことだと考えています」

Cさん「私のやりたいのは医療です」。彼女は訪問看護師として非常に有能な人物であるが、一切の介護業務を看護業務と厳密に区別し、自らが介護部分に手を出さないだけでなく、患者の求めに応じて介護業務も行う配下のナースに低い評点を与え続けている。

柳谷《やなぎや》慶子は、その著書『江戸時代の老いと看取り』(山川出版社、2011年)の冒頭で

1983年発表された藤沢周平の時代小説『たそがれ清兵衛』が約20年後の2002年に山田洋次監督の手によって映画化された際、病弱な妻との愛妻物語から老母の介護物語に作り替えられていたことを我が国の高齢化の進展と関連づけて指摘し、更に10年さかのぼった1973年に公開された有吉佐和子原作、豊田四郎監督「恍惚《こうこつ》の人」では、認知症の舅《しゅうと》とその面倒を見る嫁を主人公にしながら「介護」はほとんど人々（脚本家、監督、観客）の念頭に置かれていなかったと結論している。これは樋口恵子氏の以下の記述とよく符合する。

30数年前、普及し始めたワープロに「カイゴ」と入れると「悔悟」としか出てこなかったと言われます。今や「介護」は最もふつうの日常語となりました。

さらに年ごとに新種を加え、老老介護、認認介護（夫婦とも認知症）、遠距離介護、シングル介護（介護者が一人だけ）、男性介護、一度に複数を介護する多重介護、子育てと親の介護が重なるダブル介護。このダブル介護は最近の調査で全国に約20万人と推計されて話題となりました。そして若い世代が受け持つ孫介護、ヤングケアラー。介護離職も政策の大きな対象となるほど周囲に増えてきました。

（樋口恵子『老〜い、どん！』婦人之友社、2019年）

先にも述べたように、我が国が高齢化社会（全人口の中で65歳以上が占める割合が7％超）になったのは1970年、高齢社会（同、14％超）になったのが1994年である。即《すなわ》ち「介護」という概念はわずか40数年の歴史しか持っていないということになる。

この道のエキスパート3名の「介護」のイメージ、特にBさんとCさんのイメージが対極にあることを考えると、世界でも類を見ないほど急速に起こった高齢化の中で「介護」の定義や概念が社会に浸透する間もなくシステム作りとその事業化が先行した、と見ることは出来ないであろうか。

元日本経済新聞記者で「老・病・死を考える会プラス」の世話人をされている尾崎雄《たけし》氏は、「介護と医療が制度上で分断されているが、実際にはもともと一体化したものではないか？」という私の問いにメールで見解を述べられている。

「一体化したもの」というより、むしろ「一体化すべきもの」という方が私にとってシックリする表現です。私は、社会の高齢化が見え始めた1980年代に在宅介護・訪問看護と在宅医療の現場を取材するようになりました。そこで、病み障害を持つ高齢者には介護と医療をシームレスに提供する包括的なヘルスケアが必要だと気づきました。ところが、現実のケア（介護）とキュア（医療）は別々の制度に分断されサービスの利用者も提供者も困っていました。そこから逃げず医療と介護を一体的・包括的に提供する試みに私は惹《ひ》きつけられました。黒岩卓夫《たくお》、斎藤芳雄先生が作られた「ゆきぐに大和総合病院」は先駆例の一つです。（中略）今にして思えば斎藤芳雄先生の提言された「死に場所づくり」とは現在のヘルスケアの実相を予言した名言です。誤解を承知で言えば、当面の我が国における医療（ヘルスケア）政策の要諦《ようてい》は「死に場所づくり」にほかならないのではないでしょうか。

（傍点小堀）

傍点の「介護と医療をシームレスに提供する包括的なヘルスケア」は国が進める「地域包括ケアシステム」の概念にも合致すると思われる。これが時に「机上の空論」となって、整形外科医の発言やBさんとCさんのように対極にある見解を生み出す背景には、医療職（医師）、看護職（看護師）の〝縄張り意識〟も一要因として存在するように思われる。

次に提示するのは「介護サービス」が「在宅看取り」において結果として大きな役割を果たした3事例である。これらの事例はいずれも新座市の「K」というデイサービス事業所が関わっており、偶然ではあるが、2020年11月から2021年4月の半年にも満たない期間に集中した。国の在宅サービスには「通所介護」（通称・デイサービス）と「短期入所生活介護」（通称・ショートステイ）がある。介護保険外の自費で宿泊可能とした宿泊サービス付きデイサービス事業所の通称は「お泊りデイ」であるが、以下の３事例が利用していた「Ｋ」はお泊りデイに属する施設である。

72歳男性。慢性呼吸障害。在宅酸素。独居。

小学校６年時より喫煙、以後20本／日。「タバコを止《や》めてまで長生きしたくない」。18歳で地方から上京、埼玉県など関東各地で建築関係の仕事を転々としていた。一度結婚したがすぐ離婚し、40歳位の息子が一人いるが音信不通。２０２０年１月初回訪問。生活保護費はパチンコ代（１回２万円）で消える。空腹になると救急車を呼んで近隣の病院に入院することを繰り返し、いずれの病院でも入院費未払いでブラックリスト入りしている。10月からＡＤＬ（食事・排泄《はいせつ》など日常生活動作）低下。パチンコにも行かなくなる。11月肺炎で、また12月特発性気胸で堀ノ内病院入院。退院後は「Ｋお泊りデイ」入所。２０２１年１月の私との会話「他施設は貴方のような言動の人間は、どこも受け入れてくれない。ここだけ温情主義だ。わかっているか？」「わかっている。気兼している」。２月３日全身状態悪化し、急遽《きゅうきょ》堀ノ内病院担送、到着時、心・

呼吸停止しており、救急外来で蘇生《そせい》術施行されたが、3時間後死亡確認。

87歳男性。癒着性腸閉塞。気胸・慢性呼吸障害。認知症。老衰。妻、統合失調症の娘と3人。

大腸がん手術(時期不明)後、癒着性腸閉塞で2017年7月から2020年5月までに8回堀ノ内病院に入退院をくりかえした。8回目の退院の直後、相談したいことがあるといわれ自宅に赴いた。本人は書物に囲まれた2階に住んでおり、階段は時間をかけて這《は》って上り、尻をついて降りる。「自分の頭の中には幼少時から会社員として働いていた壮年期を経て現在に至る世界が常に存在し、その世界を頭の中で辿《たど》ることによって生きている。しかしその世界は自宅の、この自室にいないと辿ることが出来ない。自室にいないと自分の存在そのものが不安定になり、不安でじっとしていられなくなる。これが今後の訪問診療を切望する理由である」。私は癒着性腸閉塞という持病の性質上、入院が必須であることを説明し、訪問診療という枠でなく時折顔を見に来ることを約束して納得させた。

事実2か月に一度の頻度で訪問したが、精神的には落ち着いており、癒着性腸閉塞の兆候も見られなかったが、慢性呼吸障害と認知症が進行し、統合失調症の娘を介護する妻の負担が漸増《ぜんぞう》した。ケアマネジャーの努力でデイサービス利用を開始したが、説得して行かせた介護施設からも今後の利用を断られる事態が相次いだ。

２０２１年２月気胸で９回目の入院後は急速にＡＤＬ低下、認知症（妄想が主）も表面化したため、３月「Ｋお泊りデイ」利用開始。本人「自分と世界を共有する人がこの施設にはいる」と宿泊サービスも利用するようになり、妻の負担は大きく軽減した。４月10日から食事量、水分摂取量低下。肺炎症状出現。16日引っ越したばかりの新居（妻は今後の介護生活を見越して古い一戸建ての家からアパートに転居した）に搬送。翌17日早朝妻と娘に看取られて死亡。

87歳女性。老衰。統合失調症の息子と２人。

２０１９年４月肺炎で入院。回診時、精神障害のある息子が一人でいるのが心配なので見てきてくれと依頼され自宅に行ったところ、予想に反してしっかりした息子と、その時は彼女の10年来のパートナーを名乗る男性がいて、退院後の訪問診療が必要とは思えないのでそのままとなった。２０２０年11月肺炎、腎盂《じんう》腎炎で入院。１年半の間で別人のごとく老化と衰弱が進行しており、最初は会話も成り立たなかったが、２、３日後、涙を流して前回入院時の礼を述べた。その後はまた傾眠状態が続いた。帰宅願望が強かったが、息子が症状悪化により精神科病院入院中であり、とりあえず「Kお泊りデイ」のショートステイ利用とした。

12月25日初回訪問。水分も含めて経口摂取は3割ということであったが、入院中とは全く異なり、顔色もよく、会話もほぼ成立。帰りには感謝のことばもあった。2021年1月1日、2日は自宅へ帰り、パートナーの歌う戦後歌謡曲を楽しんだ。3日施設に帰ってから、ほとんど経口摂取なく、傾眠傾向が著明。4日尿量減少。5日高熱、胸部聴診所見も明らかな肺炎。直ちに自宅へ搬送。パートナーが一晩添い寝し、翌6日早朝死亡確認。息子は統合失調症悪化のため入院中で不在であった。夫は精神疾患で早逝。先天性障害児であった長男（可愛《かわい》かったのであろう。居間の箪笥《たんす》の上に飾ってある写真の数が最も多い）は成人前死亡。精神疾患の次男の母親に対する暴力行為が絶えず、患者の前腕にはリストカットの痕跡が多数見られた。

私が2021年1月から4月の3か月間に連続して看取った上記の3事例にはいくつかの共通点が見られる。自宅で最期を迎えることを切望しているが家族による介護力はゼロである。高度の認知症が見られることから、手がかかるという理由で、多くの介護施設から利用を断られる（実際にこれら3人の患者が最初から、もしくは途中から利用を断られた施設数は合計すると2桁に達する)。18年間に似たような事例は何件か経験したが、その都度有能なケアマネジャーの敏速な介護態勢の整備によって、患者本人の希望が叶《かな》えられていた。具体的に述べれば、介護力が期待できない自宅に帰り、日に何回か訪れるヘルパーが死を確認してきた。3連続類似事例の問題は、死期が目前に迫っているためにケアマネジャーが介護態勢を整える時間的余裕がないことである。

共通点の多い3人の患者が同じお泊りデイを利用していた事実に気付いたのは、3人目の患者が亡くなった後の2021年3月頃のことである。また何人かのケアマネジャーから他施設で利用を断られた患者が「Kお泊りデイ」からは受け入れられている事実を聞き、実情をこの目で確かめるためにシニアアドバイザーとしてこの施設に出入りすることを申し出た。

「Kお泊りデイ」を不定期ながら月に何回か訪れて確認しえたことは、料金が他のお泊りデイに比して安価であること、職員数が既定の倍の人数であること(このため経営が極めて困難になっていること)、そして高度の認知症患者をも受け入れて、職員がマンツーマンに近い形で対応していることである。更に7月の2021年度第1回運営推進会議議事録にあった行政とのやり取りが印象に残った。

介護事業所の目標「困っている人をとにかく助ける。無条件で受け入れ、死ぬ瞬間まで人間としての尊厳が守られる居場所を作る。（後略）」に対する行政からの「事業所の目標の中で『死ぬ瞬間まで人間としての尊厳が守られる居場所を作る』といった内容の記載をされていますが、「地域密着型通所介護」の基準に示されている基本方針に立ち返って、その範疇を越えたサービス提供を行わないようにしてください（傍点小堀）」という要望である。〝範疇を越えたサービス提供を行うな〟とは端的に言えば、〝事業所で看取りは行ってはならない〟ということである。事業所がこのことを充分理解しながら職務を遂行していることは、紹介した3事例のうち2名が自宅に帰った翌日、1名が病院に向かう救急車の中で死亡していることからも明らかである。しかしながら、最終段階にある患者が、担送途中で息を引き取るか否か、48時間生存しうるか否かを予測することが不可能に近いことを考えるならば、この結果は偶然の結果とも言うべきものである。つまり、行政の立場からここに述べた3事例を冷静に眺めれば、いずれも「地域密着型通所介護」の基準から逸脱した違反事例である。

　これを血も涙もない行政の見解と声を上げる人も存在するかもしれないが、私はそうは思わない。医師も看護師も家族も不在で患者本人が高度の認知症という事態が常態である「お泊りデイ」においては、行政の看取り規制はどんなに厳しくても厳しすぎることはない。第2章で紹介したように都内有数の総合病院ですら看取りのタイミングを見誤る場合もある。

　立ち返って、社会格差や認知症の有無と無関係に、すべての患者をほぼ無条件で受け入れる「Kお泊りデイ」のありようを考えると、すべての人間が、死の間際まで人間としての尊厳が守られる居場所として極めて有効に機能していると言わざるを得ないのである。

　これらの3事例は、死期の迫った、社会から隔絶された患者の最期の希望を実現する社会のあるべき仕組みについて改めて考える契機となった。

　次節以降では医療から介護へと視野を広げて考察を進めていきたいと思う。

2 介護難民と死の差別化

パリオリンピックの翌年（2025年）は、団塊の世代が後期高齢者（75歳以上）の仲間入りをすることによって、世界のどの国も未だ経験したことのない超高齢社会の幕開けの年となる。内閣府によると、後期高齢者の23・5％（約4人に1人）は要介護認定を受けている（平成30年版高齢社会白書）。このような社会を一体誰が想像しただろうか。

2006年9月27日に開催された厚生労働省　第1回介護施設等の在り方に関する委員会資料「今後の高齢化の進展〜2025年の超高齢社会像〜」は以下の5点に集約される。

1　平成37（2025）年には65歳以上の高齢者人口は約3500万人に達する。

2　認知症高齢者数は2025年には約320万人になる。

3　世帯主が65歳以上の高齢者の世帯数は2025年には約1840万世帯に増加し、その中で高齢者一人暮らし世帯は約680万世帯（約37％）に達すると見込まれる。

4　年間死亡者数は2025年には約160万人と見込まれる。

5　今後急速に高齢化が進むと見込まれるのは首都圏をはじめとする「都市部」である。

この未曽有の超高齢社会の到来に向けて、介護と医療はどのような対応策を講じて来たであろうか。

1989年に厚生（現・厚生労働）、大蔵（現・財務）、自治（現・総務）の3大臣の合意で策定された高齢者保健福祉推進10か年戦略（ゴールドプラン）には具体的な数値目標が定められていた。例えばホームヘルパー10万人、ショートステイ5万床、特別養護老人ホーム24万床などである。これは優れた方式で、高齢者数の上昇に応じて数年ごとに目標値を修正する（上げてゆく）ことが可能となる。実際に5年後の1994年に予想を超える超高齢化現象に対応して策定された「新ゴールドプラン」ではホームヘルパー17万人、ショートステイ6万床、特別養護老人ホーム29万床、更に1999年策定の「ゴールドプラン21」ではホームヘルパー35万人（3・5倍）、ショートステイ9・6万床、特別養護老人ホーム36万床と目標数は増加の一途を辿った。内容的にも「新ゴールドプラン」ではグループホームの整備が盛り込まれ、2011年にはサービス付き高齢者向け住宅制度が創設された。2000年に施行された介護保険法は、これらのさまざまな戦略を根底で支える機能を果たした。しかしながら、2025年までまだ10年もある2015年あたりから既に目標達成を危ぶむ識者の見解がさまざまなマスメディアに掲載されるようになった。

「介護難民」10年後43万人　東京圏13万人　地方移住を提言
民間の有識者会議「日本創成会議」（座長・増田寛也元総務相）は4日、団塊の世代すべてが75歳以上の後期高齢者となる2025年に、全国で約43万人が、必要な介護を受けられない「介護難民」となり、特に東京圏（東京都、埼玉、千葉、神奈川県）だけで3割の約13万人に上るとする試算を発表した。対策として介護人材の確保の必要性に加え、ベッド数に余裕があり、態勢的に受け入れ可能な地方への移住を提言した。
（読売新聞　2015年6月5日）

そして2025年を目前に控えた現状はどうであろうか。ヘルパーの人数200・9万人（令和元年度）は1999年策定の「ゴールドプラン21」のホームヘルパー35万人に比して多いように見えるが、当時は居宅介護を行うヘルパーが大部分を占めていたのに比して、現在は施設の介護職員の数が圧倒的に多いので、比較することが困難である。ショートステイのベッド数の比較も困難である。当時のショートステイに相当するものは現在では居宅のカテゴリーの中の短期入所生活介護、短期入所療養介護、地域密着型のなかの小規模多機能型居宅介護であり、病床数でなく利用者数の形で算出されている(平成29年度の調査では260・2万人。『厚生労働省「平成29年度介護給付費等実態調査」』)。

特別養護老人ホーム病床数は比較可能である。「ゴールドプラン21」の目標数36万床に対し、令和元年度は61・96万床である。ここで問題となるのは(改善されたとはいえ)待機時間が長いこと、さらに大きな問題は利用者の自己負担が1割から2、3割に増加したことによって、入所が困難になっている点である。ここには貧困層の増加という別の問題が加わってくるので、人や施設の数の比較だけで需要を満たしているか否かの判断は困難である。

2025年を目前に控えた現在、超高齢社会が生み出すさまざまな問題を乗り越えられるであろうという楽観説を目にした記憶はない。日ごろ接するのは、既に不足しているという現場の(声なき)声である。超高齢社会の実態を結果として過小評価した背景には社会格差の増大、生涯未婚率の急速な上昇(男性9・0%・女性5・1%〈1995〉⇓男性25・7%・女性16・4%〈2020〉)や認知症患者数の急増、新型コロナウイルス蔓延《まんえん》などの予測外の社会情勢の変化があったのではないかという私の認識に対し前出の尾崎雄《たけし》氏は私宛のメールで次のような意見を述べられている。

私の認識はすこし異なります。

1．第一に、人口予測はマクロ統計予測の中で精度が最も高いとされています。そのことを当時の厚生省（現・厚労省）の官僚らが知らないはずはありません。超高齢化社会の到来を認識していたからこそ、国は「ゴールドプラン」はじめ様々な施策を講じてきました。

2．問題は、それらが過去の制度の上に積み上げられてきたやり方にあります。たとえば医師会などの反対を回避してきたため、結果的に医療制度の骨組みを抜本的に変えることなく中途半端な〝改革〟をくりかえしてきたことです。

3．医療・介護およびそれに伴う日常生活支援を三位一体で提供することこそ超高齢社会に相応《ふさわ》しいヘルスケアだとすれば（厚労省もそれは分かっているはず）、超高齢社会に突入した我が国のヘルスケア基盤である医療の在り方や仕組みの抜本的な再構築が必要です。であるにもかかわらずそれは先送りされ、形骸化されてきました。医療界の内外に巣くう様々な抵抗勢力が総論賛成各論反対を貫き、今日に至っていたのです。そこに、covid－19が上陸。脆弱《ぜいじゃく》なヘルスケア体制の弱点、盲点を直撃、砂上の楼閣であることを「見える化」しました。想定内のことが起こったということではないでしょうか。

超高齢社会の到来に向けての医療の取り組みの骨子は2006年の在宅療養支援診療所の創設と2010年の在宅療養支援病院の規制緩和、そして1992年訪問看護ステーションの創設と訪問看護師の育成であった。在宅看取りで中心的役割を担う在宅療養支援診療所が充分に機能していないことは、既に述べた。訪問看護師に関しては2014年の伊藤雅治（前一般社団法人全国社会保険協会連合会〈全社連〉理事長）の発言が現時点の状況をほぼ正しく予測している。

私はいま全国訪問看護事業協会の副会長をしている。これから地域包括ケアシステムをつくっていくためには、24時間・365日対応できるような訪問看護の仕組みづくりが非常に重要である。ところが実態をみると、全国で約3万人いる訪問看護師は、同じ経歴であるのに、病棟勤務の看護師と比べて月給が３万円ほど低い。／日本の在宅死の割合は10％程度で、ヨーロッパの何分の１にすぎない。在宅死の割合と人口対の訪問看護師の割合は非常に相関しており、２０２５年体制をつくるには、３万人の訪問看護師を15万人から20万人くらいに増やしていくべきである。診療報酬・介護報酬の面でも、２０２５年体制に向けて、病院から安心して在宅にもどれる在宅ケアの基盤を整備する必要がある。

（伊藤雅治「社会保険旬報」№２５５７　２０１４年２月１日。傍点小堀）

「訪問看護の現状とこれから２０２４年版」（日本訪問看護財団）によると２０１６年の看護職員数は１６６万人でその内訳は病院・診療所・精神科病棟１３５万人、介護保険サービス等15万人、学校・養成所等11万人、訪問看護事業所５万人（３％）となっている。

伊藤氏の発言にある、〝在宅死の割合と人口対の訪問看護師の割合が非常に相関している〟は極めて重要な事実である。都道府県別高齢者人口１０００人当たりの訪問看護利用者数と在宅看取り数との相関をみると、高齢者の訪問看護利用者数の多い都道府県では在宅死が多い傾向が明らかである（図７）。

一方、都道府県人口10万人当たりの在宅療養支援診療所・病院数との間には相関関係が

図７　訪問看護の利用状況と自宅死亡の割合

- 都道府県別高齢者人口千人当たりの訪問看護利用者数は約4倍の差がある。（最多は長野県、最少は香川県）
- 高齢者の訪問看護利用者数が多い都道府県では、在宅で死亡する者の割合が高い傾向がある。

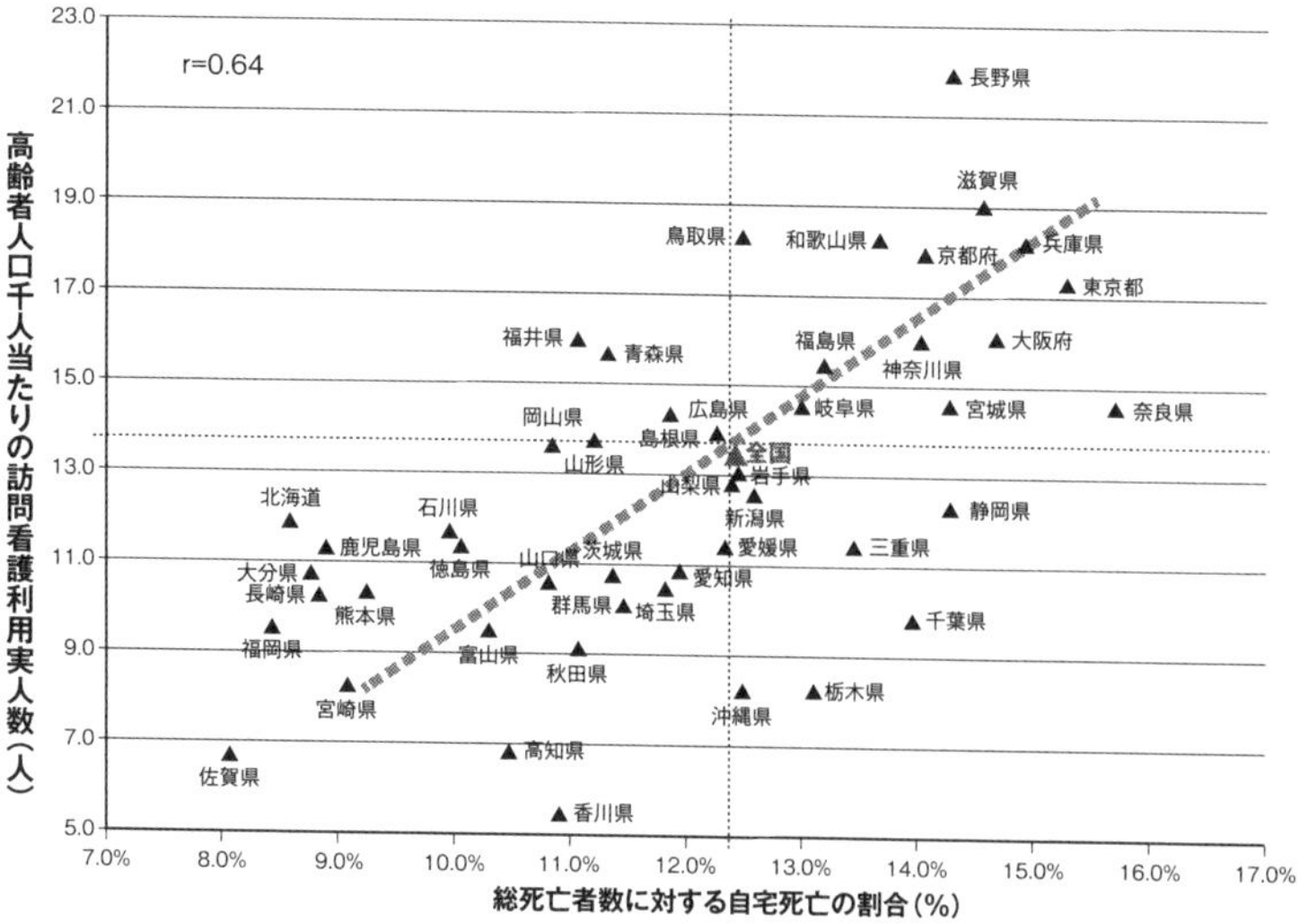

（出典）介護サービス施設・事業所調査（平成21年）、人口動態調査（21年）をもとに厚生労働省にて作成

みられない。つまり、患者にとっては、自宅の近くに訪問看護師がいること即ち訪問看護事業所があることの方が、在宅療養支援診療所の存在よりも重要ということになる。

「言い忘れましたが、在宅医療の主役は訪問看護師です。医師は病態を判断し、指示し、責任をとる。医師は病気を治すことを最優先にしますが、看護師は、治す、

いたわる、癒やすという、三つの支え方が得意
です」
（太田秀樹〈医師・全国在宅療養支援診療所連絡会事務局長〉
「在宅医療で見えたもの」朝日新聞　２０１４年６月３日）

図8　厚生労働省の「人生100年時代」

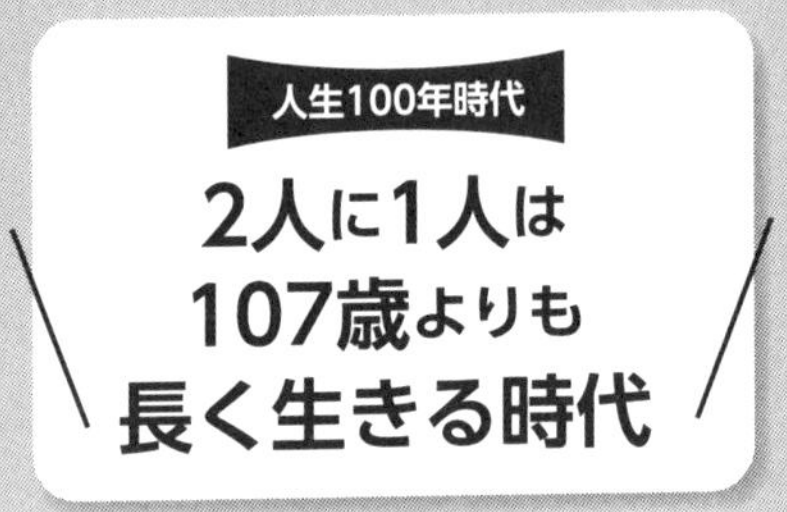
人生100年時代
2人に1人は
107歳よりも
長く生きる時代

　これまでに述べた超高齢社会の到来に向けての介護と医療の対応に通底する国の理念を理解するには厚生労働省の掲げる文言（図８）が一枚あれば充分である。

　少なくとも私には、この文言は生きることによって生ずる様々な問題、一言で表せば影の部分を感じさせない。どのような生き方であろうと、ただ長く生きればすべてよしとする浅薄な意気込みに漲《みなぎ》っているように思える。因《ちな》みに厚生労働省資料にあるこの文言には〝ある外国の研究によれば、２００７年に出生した日本人の〟という前段がある。

　人生１００年時代を限りなく望ましいものとする国の理念に前後する形で、２００１年に発足した日本抗加齢医学会は不老不死の夢を遺伝子レベルで実現することを志し、また

先にも述べたように、ヘルスベネフィット別市場規模によれば2012年度の健康食品・サプリメント市場規模推計額は1兆4746億円であり、そのうち老化予防に関するものは610億円で、この額はある大手電機メーカーの電気冷蔵庫の1年分（2017年度）総売上額650億円に相当する。一国の官・学・民が一つの方向に向かうことを戦時中は「挙国一致」と表現したように記憶するが、正に「挙国一致」で人生100年時代を目指していると言っても過言ではない。要するにわが国の民は死なないのである。

経済学者のアマルティア・センはポール・ファーマーの『権力の病理　誰が行使し誰が苦しむのか』に、次のような序文を寄せている。センは1998年、富の分配・公正と貧困・飢餓の研究における貢献によりアジア初のノーベル経済学賞を受賞した。

ジョン・ドライデン〔イギリスの詩人〕は三〇〇年ほど前に「すべての人間は死ぬために生まれる」と書いている。その認識はかなり悲観的だが、現実はさらに悲惨だ。（中略）そうした状況が続いているにもかかわらず、私たちの多くの仲間がどれほど不自由な生活を送っているか、どれほど惨めな生活を送っているかを想像するのは難しい。もちろん誕生の驚異（思い出すことはできない）、母乳（ときには与えられない）、家族の愛情（全く知らずに育つことも多い）、ある程度の学校教育（ほとんど受けられない)、わずかな気晴らし(疫病とパニックのなかで)も存在する。そして終わりが来る(不満があろうがなかろうが)。世界は何事もなかったかのように動いている。

(ポール・ファーマー『権力の病理　誰が行使し誰が苦しむのか』豊田英子訳、みすず書房、2012年。カッコ内、傍点小堀)

不老不死を信奉する民に鉄槌《てっつい》を下したと思われたのは2020年1月に我が国にもたらされた新型コロナウイルスである。新型コロナウイルス蔓延が在宅看取りに及ぼした最初の影響は、在宅療養中の患者がウイルス感染を恐れて訪問診療を拒否したり、デイサービス、ショートステイなどの施設に行かなくなったため、日常の身体能力が低下し、病状が悪化する事例が少なからず見られたことである。訪問診療は老衰や悪性腫瘍の末期などで死を間近に控えた寝たきりの患者の元に医師が出向き、必要な医療を提供する制度であるから、「来ないでください」と言われるのは理屈が通らない話であるが、コロナウイルス感染死だけは免れたいという思いと解釈すれば納得できる。換言すればコロナウイルスは老衰やがんより恐ろしいのである。

この患者レベルでの「死の差別化」を社会全体に広めたのはマスメディアである。第5波の最中、自宅待機の患者が命を失う事例が報道されるたびに、「救われるべき命が失われる事態になった」ことが悼まれた。しかしながら、コロナ患者入院を優先するために、脳血管障害や心筋梗塞《こうそく》など、コロナウイルス感染患者以外の重篤な救急患者が入院できないまま亡くなっても、マスメディアはそれらの実態を報道することは少なかった。視聴者・読者が関心を示さないから詳細を調べる努力を行わなかったのかもしれない。全国的にがん検診が休止されたためにがんの早期発見がなされず、手遅れの進行がん患者が増えたという報告もある。

コロナウイルス感染者以外の人間の命は「救われなくてもよい命」ということになり、これも正しく死の差別化といえる。繰り返しになるが、この差別はコロナウイルスは老衰死やがん死より恐ろしいという国民一人ひとりの思いに端を発している。コロナウイルス感染による死だけは免れたいという思いは国民の不老不死説に何らかの修正を加えたとは思えない。すなわちコロナウイルスは不老不死の民に鉄槌は下さなかったことになる。

我が国の介護も医療も2025年問題を解決することはできないことは数字が証明している。すなわち来年には我々が100%受け入れなくてはならない現実である。この目前に迫った介護難民・医療難民の発生という現実を多少なりとも実感する手掛かりは病院以外の死の50%以上は医師の関わらない警察による検死であるという、一般にはあまり知られていない事実である（52ページ参照）。このような事態が東京都立川市と埼玉県新座市以外の日本各地で見られる現象だとすれば、検死数の増加が数年後の我が国の社会を予知する最も確かな指標と考えられる。なぜならば堀ノ内病院小島武会長が警察の要請で行った検死事例に際立って共通するのは家族を含めた社会からの孤立と極端な貧困であるからである。

2025年以降に予測される検死事例の増加は社会にどのような影響を及ぼすであろうか。従来までの検死事例は自宅で発見されることが多かったが、死亡者数が増えれば街路、公園など人目に付きやすいところでの死亡が増加する。すなわち社会がそれまで全く認知しなかった事象が可視化される可能性がある。これが大きな社会問題に発展した場合に危惧されることは、丁度コロナウイルス感染者の死こそが救われるべき命と見做《みな》した「疾患による死の差別化」同様、検死事案となるような人びとの命こそが「救われるべき命」として、例えば少子化対策の予算を削減するというような「異なる形の死の差別化」である。

厚労省によると、第5波が過ぎた2021年10月5日時点で把握できた1万3229人の死亡者のうち、80歳以上は60・5%を占める。70歳代は23・6%、60歳代は8・9%である。60歳以上でくると93・3%に達する。

コロナ禍の前、19年の全死者138万人の年代別では、それぞれ64・6%、20・4%、

8・8%となり、60歳以上では93・8%と、コロナ死とほぼ同率だった。圧倒的に高齢者が多い。それも死に近付いている高齢者ほど多い。自然の摂理として当然のことで、コロナ禍でも変わらないのが事実だ。

（浅川澄一「コロナ禍で露呈した特異な医療構造――家庭医（GP）の導入で「公」への意識改革を」「月刊社会民主」2022年1月号 26頁。傍点小堀）

3 異業種の介護業界参入

「一冊の本」の連載では、2022年4月号から「医療から介護へ」と題して、主として介護の問題について述べてきたが、医療を中心に据えてきた2020年4月からの2年間の連載に比して著しく変わった点は、介護関係者を中心とする読者からさまざまなコメントが寄せられた点である。これは、私が50名近くの介護専門家に「一冊の本」を送って教えを乞うたためでもある。当然のことながら、コメントにはポジティブなものとネガティブなものがあり、また腑《ふ》に落ちるものと落ちないものがあった。

ポジティブで腑に落ちたものの代表は長野大学の太田貞司教授から寄せられたものである。太田教授は福祉事務所、保健所勤務における現場体験から介護職育成の必要性を痛感し、キャリアを積まれ、現在は長野大学で地域包括ケア論を講じておられる。頂いたコメントは以下の如《ごと》く要約される。

「介護」という言葉は、簡単なようであるが、多義的であり、ある意味近年の日本社会の動きをあぶり出す言葉とも言える。「介護」という言葉の意味はこの40年間で深化してきた。「介護」は用いられる場面で異なる意味を持つ。介護福祉制度の「介護」は医療、看護、介護のすべてを含む包括的ケアを意味するし、介護福祉士の「介護」に医療は含まれない。家族介護の「介護」もまた別個の意味を持っている。このように心身に障害があり、日常生活の営みに支障がある人への支援をどのように表現するか、40年の間に日本は戸惑いながら「介護」の意味を深化させてきたのである。そして、その深化の過程に大きな影響を与えたのが、この40年間に、慢性疾患に対する医療のあり方が大きく変わったこと、理学療法が定着したこと、要介護者の要介護期間が大きく延びたこと、要介護者の「日常生活の営み」についての考え方が寝かせきりから自立へ、更に地域生活へと変わってきたこと、同居家族の構成が変化したことなど、社会全体の変化といえる。

私が介護について考え始めてまだ日数は浅いが、目から鱗《うろこ》が落ちるとはこのことかと思われるほど説得力がある。

一方でネガティブで腑に落ちるとも落ちないとも言い難いものは、新座市での「Kという通所介護事業所によるお泊りデイサービス」に関する意見である。本来であれば警察による検死対象となるような患者が、とりあえず人間的な最期を過ごすことが出来た3事例が同じ「Kお泊りデイ」の利用者であったこと、それを契機として私がその介護事業所にシニアアドバイザーとして加わったことは第3章1「医療と介護の境界」に詳述した。問題はこの「Kお泊りデイ」が、とかく利益至上主義の運営で介護関係者の間では取りざたされることの多い、全国にフランチャイズ展開する某大手介護福祉グループの傘下にあるという事実である。ある介護事業所の管理者から寄せられたコメントには、いかに短期間に連続した自験例（自らが経験した例）が印象的であっても、社会的に問題視されているグループの傘下にある施設に自ら加わることは如何《いかが》なものか、私自身の風評にも傷がつくのではないか、という忠告も付記されていた。

実は2008年頃、私はこのグループに属する別のお泊りデイから、緊急往診を依頼されたことがある。住宅街の古い民家の一室で数人の利用者がテレビを観ており、往診を依頼された患者はそのうちの一人であったが、認知症も加わり、ソファーからほとんど動かないためか、仙骨下部に深い褥瘡《じょくそう》（床ずれ）が形成され、そこからの出血が見られた。一

図９　介護業界売上高上位企業

	2020年度		2013年度	
	順位	売上高(億円)	順位	売上高(億円)
ニチイ学館	1	1,537	1	1,343
SOMPOホールディングス	2	1,384	–	–
ベネッセスタイルケア	3	1,238	2	665
メッセージグループ	–	–	3	605
ツクイ	4	932	4	493
セコム	5	716	5	429
学研ホールディングス	6	607	–	–
ワタミ	–	–	6	284
ユニマットそよ風	7	585	7	275
セントケア	8	459	8	252
ソラスト	9	447	–	–
ケア21	10	339	–	–
メディカル・ケア・サービス	11	319	9	140
シップヘルスケア	12	245	10	129

（業界動向サーチ〈gyokai-search.com〉より一部改変）

見してコストカットが徹底され、職員の数も少なく、身体介護の不足が原因と考えられたが、印象に残ったのは、往診した利用者の息子夫婦の口から出たのが苦情ではなく感謝の言葉であったことである。「共働きの我々にとって月額10万円で、到底夫婦では背負いきれない大変な介護から解放されるなら仕方ない」という本音である。

図９は近年介護部門に進出した（従来介護とは無関係の）一部上場企業で売上高上位の企業であるが、ランキング外の企業でも、生保、不動産、鉄道、電気など、日本の（一部上場）大手企業の殆《ほとん》どが、介護保険制度が制定された時点で何

らかの自社ビジネスに繋《つな》げるべく介護部門の子会社を作っていることが判明した。

「業界動向サーチ」の介護業界の動向と現状（２０２１年―２０２２年度版）によれば、２０２１−２０２２年の介護業界の業界規模（主要対象企業24社の売上高の合計）は１兆１７３９億円となっており、主要介護会社24社中21社が増収を記録している。一方２０２１年度の介護保険総費用は、前年度比２・３％増の11兆２９１億円で、４年連続で大台の10兆円を超えて、初めて11兆円を記録している。団塊の世代がすべて後期高齢者となる２０２５年を超えて、今後さらなる業界規模の拡大・増加が想定される。

このような介護業界の現状に対し、介護専門家は異種企業を含めた大企業の介護業界進出が社会に必ずしもよい結果を生み出しているとは言い難いと考えている印象がある。

市民福祉情報オフィス・ハスカップを主宰する小竹《おだけ》雅子さんは私宛のメールで異種企業の介護業界進出に以下のようなコメントを述べられている。

１．国が地域での良い取り組みを法制化し、ＮＰＯ法人を含めて「異種企業」の進出を奨励した最初は認知症グループホームである。急速に事業所は増えたが職員態勢が厳しく、施設サービスに比べて給与も低い。志のある事業所が懸命に運営する一方で、劣悪なところが指導監査対象となり、夜間の職員態勢も少ないため、火災事件など悲劇も散見される。

2．次に良い取り組みだとして法制化したのは、ホームヘルプと訪問看護を組み合わせた定期巡回・随時対応サービスであるが、事業所が参入、撤退を繰り返し低調なまま推移しているのは、有識者が机上で描いた構想であったため、在宅介護の現実にそぐわないものであった可能性がある。

3．3番目は「宅老所」を法制化した小規模多機能型居宅介護である。これはホームヘルプ、デイ、ショートを組み合わせた在宅サービスを描いたものであるが、介護報酬が低かったため、創設直後に参入を取り止めた事業所が続出した。利用者は増加傾向を示しているが、利用料が高額なため、低所得の人を対象にすることが出来ない。

小竹さんは更に図9で売上高上位にある損保系企業の進出についても、感想を述べられている。

昨年、損保系企業が規制改革推進会議に提案したのはデジタル化による職員配置基準の緩和である。すなわち、デジタル化によって職員を半減できるというもので、年内に社会保障審議会の検討テーマになることが予想される。これは対価として見合わない介護報酬に対して、介護労働者の「効率化」と「生産性向上」を行い、収益を増やそうというものと言える。規制改革推進会議や財政制度等審議会の資料を見ていると、介護保険は自動車工場であるかの如く感じられる。

最近、改めて「介護」について考える契機となったお泊りデイの3事例の看取り（114ページ参照）と同様、偶然のめぐり合わせと表現する他はない経験をした。2020年から現在までに3名の方々が連続してサービス付き高齢者向け住宅（サ高住）で亡くなったのである。それまで、サ高住で臨終となった方はすべて関係者の手によって病院に担送されていたから、この3名の方々は特記すべき事例と思われた。更にその3名がいずれも損保系企業経営の施設であった点が印象に残った。

高齢者向け施設は、特別養護老人ホーム（特養）、介護老人保健施設（老健）、介護付き有料老人ホーム、サービス付き高齢者向け住宅（サ高住）、ケアハウス、グループホームなどに分類されるが、特養、老健には施設に属する医師がおり、その他は外部の医師がそれぞれの利用者を担当する。多くは施設が契約した特定の医師であるが、利用者が入所前に自宅で訪問診療を受けていた場合はその医師がそのまま担当医として施設に往診する。

往診はしても患者との関係は自宅にいるときよりは希薄となり、希薄になった分、患者と施設との関係は緊密になる。大多数の利用者が臨終の際に病院に搬送されていた背景には、そのような事情があるものと推測される。看取りをどこで行うかの決定は利用者の意思よりも施設の方針が優先される事態は想像に難くない。

損保系企業経営のサ高住で看取られた3名の内訳は90歳女性、92歳男性、92歳女性である。

90歳女性は施設に入居したことを家族が知らなかったことがエピソードとして語られるぐらい自立した女性で、入院死を望まないことを常日頃明言していて、尊厳死協会にも早くから入会していた。92歳の男性も長期に及ぶ闘病生活を経験しており、入院死を避けたいという意思は早くから表明されていた。このお二人と医師との最期のやり取りは不明であるが、施設担当者が利用者の意思を尊重したからこそ、施設での看取りが実現したと解釈できる。そしてもう一人、92歳女性は私が5年間担当した。その詳細を以下に述べる。

92歳女性。S状結腸穿孔《せんこう》。転移性肝がん。独居。

2015年12月S状結腸切除・人工肛門造設を行った後、2016年1月自宅退院時から訪問診療を開始した。夫は早く亡くなり1男1女とは別居。初回訪問時(88歳)

口にしたのは、歩くとふらつく、動悸《どうき》がする、そして手術までは自覚しなかった独居への恐怖であったが、医学的には異常はなかった。秋ごろには近所への散歩などもするようになり、自炊を開始して更に元気になったが、夜中一人の時に何か異常を感じたらどうしよう、という独居への恐怖は次第に大きなものとなっていった。

２０１７年1月自宅近くのサ高住に入居。時折難聴、手指の震え、ふらつきを訴えたが、自宅にいたときと全く同様に自炊、散歩を行い自立生活を楽しむ毎日を継続、独居に対する不安から解放され「自宅から施設に移って本当に良かった」状況は２年に及んだ。

２０１９年1月長女が心筋梗塞で入院、退院して元の生活に戻ったが、長女の夫が数年来血液疾患で通院中であることもあって、この頃から長女を気遣う言葉が多くなった。11月発熱があり、堀ノ内病院入院、転移性肝腫瘍が発見された。原発は三十数年前に罹患した乳がんと推定された。12月の退院時の担当者会議では、家族の介護態勢を考えると、施設が望ましいという結論となり、本人も施設へ帰ることを希望した。

２０２０年5月ごろからＡＤＬが低下し、入浴に職員が立ち会うことを説得した。10月ごろから食欲が低下、横になっていることが多くなった。11月診察を終えて帰ろうとしたときのことである。「あとどのくらい生きるのでしょうか」「今はちょうど最期の始まりです。最期がどのくらい続くか人によって異なるので、何とも言えませんが、少なくとも来月までは大丈夫です」「ここでこのまま寝ているのと入院とどちらがよいのでしょう」「入院は延命措置のための様々な処置を行うので勧められません。ここは家にいるのと全く同じ、それ以上の快適さと安全性が保障されています」。同席していた施設長に向かって「有難うございます」。施設長「もったいない」。12月亡くなる1週間前、「来週又参ります」「もう来ていただいても……」。これが最後に交わしたやり取りであった。

2020年までの我々が担当したサ高住入所者の死がすべて入院死であったこと、2020年からの3名が損保系企業経営のサ高住で看取られたことに気づいたのは、「介護」を考え始めた2022年に入ってからのことである。当事者として、更に印象的であったことは、損保系企業経営の3施設が利用者の目前に迫っている死に対して、〝腹を括《くく》っている〟点である。

この点が損保系以外のサ高住における看取りとは大きく異なった。具体的には損保系以外の施設では患者の臨終の際に我々にかかってくる電話の数が極端に頻回であった。「血圧が下がり気味です」「呼吸が不規則です」など死期の迫った患者に当然の兆候にもかかわらずである。つまり看取る側が死を恐れているのである。これは国民が死から遠ざかり、死を恐れるのであるから当然である。施設職員といえども死を見たことがなく、したがって死が怖いのである。そして、頻回に電話をかけた後、結局、病院に送る。

序《つい》でに言うならば、この〝腹を括っている〟のは「Kお泊りデイ」職員の対応と類似している。彼らの言動に共通しているのは「此処《ここ》で死を迎えさせるしかない」という、「覚悟」などという言葉では言い尽くせない強い思いである。

「Kお泊りデイ」で望み通りの最期を過ごした3名と損保系企業経営のサ高住で亡くなった3名に等しく共通するのは、「家で死にたい」という素朴な願いである。両者が著しく異なるのは、〝差し障りのない表現〟によるならば、社会的格差である。より良き理解を得るために、あえて〝差し障りのある表現〟によるならば、本人の（認知症の有無などを超えた）資質、親から受けた教育、家族の温かい支援、それを実現するに足る経済的基盤、一言で表せば人生の勝者と敗者と言えるかもしれない。しかし、死を前にして勝者も敗者もないのである。

私は２００５年2月に訪問診療を開始してから本書刊行時点で７０９名の患者の最期に関わったが、日常接する患者が人生の勝者であるか、敗者であるか考えたことは無かった。同様に７０９名の患者の最期が社会にとってあるべき姿であったか否かも考えたことは無かった。あえて現時点で考えることを求められれば、誰にとってのあるべき姿か、勝者にとってか、敗者にとってか、事業所にとってか、社会にとってか、もう一つ、人生の勝者も敗者も己の最後の望みが等しく叶えられるような社会の仕組みを考えるのが国の責任ではないか、ということぐらいである。

エマニュエル・ダスティエ・デ・ラ・ヴィジョリ（Emmanuel d'Astier de La Vigerie、1900年1月9日―1969年6月12日）は第二次世界大戦中、レジスタンス運動に中心的人物として参加しパリ解放に貢献した後、ド・ゴールの率いる臨時政府の内務大臣に任命される。しかし戦後のド・ゴール体制を、レジスタンス時代の仲間たちの犠牲の上に成り立つものとして認めることができなかった彼は、アメリカ大使の職を辞して下野した。彼の反権力とも言うべき性向をフランス文学者の高橋治男氏は次のように解説している。

> 彼は森よりも木を見、歴史とか体制とか、全体とか、栄光とか偉大さよりも、個々の人間の運命や幸福、「よりよい食生活や住宅事情、自由な意志決定、労働の軽減」などの具体的な目標を尊重する人間だからだ。
>
> （エマニュエル・ダスティエ『七日七たび――フランス・レジスタンス　その一記録』山崎庸一郎訳、高橋治男解題、冨山房百科文庫、1978年）

4　営利追求と良質で適切な医療の提供

「一冊の本」連載時、前節を読んだ、私という人間を熟知している大学医局の先輩から「貴兄がこんな社会的問題について書かれるとは思ってもいませんでした」というコメントを頂いた。

私の外科医としての40年間とそれに続く在宅医としての約20年間、私の関心は個人にしかなかった。前半の40年間は手術対象としての個人、即ち手術対象となる臓器（食道）とも言い換えることが出来る。そして、後半の20年間は患者である個人の辿ってきた人生、そしてそれに根差した、先行きあまり長くない未来であった。裏を返せば自らが属する組織、更にそれを取り巻く社会、政治のあるべき姿への無関心ともいえる。このことを説明するために前節の最後に、エマニュエル・ダスティエが森よりも木を見、歴史とか体制とか、全体とか、栄光とか偉大さよりも、個々の人間の運命や幸福、「よりよい食生活や住宅事情、自由な意志決定、労働の軽減」などの具体的な目標を尊重する人間だったとする一文を、彼の著書の解説から引用した。しかし、彼のような傑出した人物とわが身を引き比べることに躊躇《ちゅうちょ》があって、説明不足の結末になったという思いが残っている。

私が近年立て続けに看取った4事例が「介護とは何か」、さらに進んで「介護と医療の関係」について改めて考える契機になったことはこの章で詳細に述べてきた。その結果、介護と医療は、世界でも類を見ないほど急速に進んだ高齢化の中で、「介護」の定義や概念が社会に浸透する間もなくシステム作りとその事業化が先行したために別個のものとして扱われているが、本来区別し難いものであるという結論に達した。

もしこの結論が正しければ、異種産業の参入も含めて極限にまで達した「介護の株式会社化」が公認されている一方で、「医療の株式会社化」が強固に否定されてきた理由は何なのかを考えてみたい。否定されてきただけでなく、２００９年に特区において自由診療かつ高度な医療を行う株式会社からの申請に対しては仮設許可を与える特例措置が取られて以後10年あまり、週刊誌などの関連記事も含めて、この問題が論じられることはほとんどなく、風化した過去の論議の観さえある。

私が国立国際医療センター（現・国立国際医療研究センター）病院長を務めていた20年前、

日本病院会の会合でこの問題が議題に上ったことがある。この時私はさしたる考えもなく、病院の経済効率のための皺《しわ》寄せが患者に及ぶことが危惧されるという理由で反対した記憶がある。株式会社の目的は経済効率の追求であり、「医療の本質」にそぐわない、という一般的認識に基づいた発言である。

一方、医師という職業が営利追求と切っても切り離せないという社会の批判的見解に我々は常に晒《さら》されてきたという実感もある。

亡くなる直前に救急車で運ばれてきたお年寄りに、病院は事実上、何でも出来、それが医療機関の収入源になっていると語るのは、静岡県立大学経営情報学部の小山秀夫学部長である。／「お年寄りも家族も、日本人の多くが、自分はどのように自分の一生を終えたいのか、一分でも長く生きたいのか、或る程度の治療のあとは自然の生命力に任せたいのか。こうしたことを決めていませんから、最終局面でさまざまなことが起きてきます。延命治療をすれば3日はもつ、手を打たなければすぐに亡くなるという状況で、どちらを選ぶのか、医師の判断に委ねられがちです」／そこで病院側は家族に立て続けに問わざるを得ない。／「点滴を打ちますか」／「酸素を入れますか」／「心電図を取りますか」／「血圧が下がっています。昇圧剤を打ちますか」／

「人工呼吸器つけますか」／「心臓が止まりました。電気ショックをやりますか」／値段は、カウンターショック（電気ショック）が3万5000円、24時間の心電図モニターが1日1500円。人工呼吸器装着のために必要な気管内挿管措置は5000円、人工呼吸器は1日1万2000円。強心剤の点滴は1本7000円、心臓マッサージは2500円……。／かつて過剰医療が問題になったが、これら延命治療をフルに行えば、費用は驚くほど増えていく。私たちはそうした費用のわずかな一部を支払うのみである。レセプトを請求しない限り、総額さえ知ることもない。

（櫻井よしこ「あえて言う『後期高齢者医療制度』は絶対に必要だ」「週刊新潮」2008年7月3日号）

櫻井よしこ氏の論調には採算を重視する医師への非難が感じられるが、その背後に〝死を認めない社会の無言の圧力〟の存在があることを認識する必要がある。静かに老衰死を遂げようとしている老齢の親を〝最善の治療を行ってもっと生かしてほしい〟と望む患者家族を前にして、医師は小山秀夫氏の指摘するような医療を行わざるを得ないのが社会の現実である。「死を認めない社会」の行き着く先は、死後1日経った老母の蘇生を断った医師を射殺した、2022年1月の埼玉県ふじみ野市の、他人事《ひとごと》とは思えない事件とは言えないだろうか。

君がいま言ったような厳密な意味での医者は、金を儲けることを仕事とする者のことだろうか、それとも、病人の世話をすることを仕事にする者のことだろうか。

（プラトン『国家』岩波文庫、藤沢令夫《のりお》訳、１９７９年）

２３００年前のプラトンのこの言葉を想起させる事態を実地に見聞することになったのは、高額の診療報酬が約束される「在宅療養支援診療所」が創設された２００６年以降のことである。

在宅療養支援診療所には８５９５医療機関が届け出た（５月１日現在）。開業医向け雑誌では「在宅医療で報酬アップ」などの特集が組まれ、新たな経営資源として在宅医療に活路を見いだすケースが増えるとみられる。

（「自分の望む臨終　家族と話し合おう」毎日新聞　２００６年７月12日。傍点小堀）

創設から２年が経過した２００８年７月の時点で実際に訪問診療を行ったことがある診

療所数は9379で1万1098在宅療養支援診療所の85％に当たるが、在宅看取りを1回も行ったことのない診療所は6164（56％）に上った（医療関連サービス振興会第167回月例セミナー　2009年6月9日）。更にその4年後（2012年7月）も約半数の在宅療養支援診療所（49・6％）は在宅看取りを1回も行っていなかった（厚生労働省「在宅医療（その1）」平成25年2月13日）。つまり経済効率に重点を置くならば、在宅看取りは軽症患者を対象とした訪問診療に比して非効率的業務と言える。

業務の効率化を更に推し進めると、訪問先を高齢者の個々の住居でなく比較的軽症患者が入居している集合住宅施設に絞るという方策が浮かび上がってくる。

「患者紹介ビジネス06年からか　訪問診療報酬増きっかけ」

高齢者施設の患者を医師に紹介する「患者紹介ビジネス」は、紹介業者が介在する事例のほかに、有料老人ホームが入居者を医師に直接紹介して見返りを求めるケースがあることが浮かび上がってきた。こうした慣行が広まったのは、政府が訪問診療の報酬を手厚くした2006年以降とみられる。

高齢者住宅経営者連絡協議会の田村明孝・事務局長は、医師に紹介料を要求する有料老人ホームがあるという話を、5〜6年前から聞くようになったという。さらに訪問診療をする医師がホームに「手数料（患者紹介料）を払います」と売り込むケースも耳にした。「過去には、ホーム側が提携料を払ってでも医師に来てほしいという時期が続いていた」と、立場の逆転ぶりに驚く。

そのきっかけとなったのが、06年の診療報酬改定だと推測する。24時間体制で患者に対応できる診療所が月２回以上訪問診療すると、患者１人あたり月４万２千円の「在宅時医学総合管理料」が加算されるようになった（この加算は２０１４年の医療報酬改定で減額された）。

（朝日新聞　２０１３年９月７日。傍点付きカッコ内の文章小堀）

以下は２０１４年２月26日の衆議院予算委員会第五分科会でのやり取りである。２００６年に高額の診療報酬を伴う在宅療養支援診療所が創設された後の、２０１４年度の診療報酬改定について、日本維新の会の松田学氏が質問に立った。松田氏はこの改定でサービス付き高齢者住宅や老人ホームなどの「同一建物」における診療報酬が「約四分の一」に減額される政府案に疑念を示し、経緯の説明を求めた。大幅な打撃を受けることを懸念した在宅医療関係者を代弁したものであろう。以下はこの質問に対する田村憲久厚生労働大臣（当時）の回答である。

○田村国務大臣　これはたしか、逆の方向から、予算委員会でしたか、質問を受けたと思います。／新聞報道なんかでも御存じかもわかりませんが、特定施設、有料老人ホームでありますとか、サービスつき高齢者住宅でありますとか、軽費老人ホームでありますとか、こういうような施設、住まいのような形で住まわれている施設であります、特養とか老健とは違うわけでありますけれども、こういうところにたくさんおられますから、要は、医者に施設を紹介して、手数料ビジネスみたいなことが行われているということが報道ベースで載りました。報道以外でもそういう情報は以前からキャッチされて、田村大臣、危ないよ、これは診療報酬を食い物にするよというようなことを言われる議員の先生方もおられました。／事実、いろいろと調べてみますと、そういう事例もありまして、何十人かおられる施設でありますから、ぽぽっと診られて、短時間のうちに、言い方は悪いんですが荒稼ぎをされるような、そういう形態がある。しかも、それを手数料としてバックしているというような、そういう報道もあるわけでありまして、これは非常に、このままでいくと変なモデルができてしまう。

（衆議院　予算委員会第五分科会　議事録２０１４年２月26日）

日本医師会は２００９年12月24日の定例記者会見で「医療における株式会社参入に対する日本医師会の見解」の中で、医療への株式会社参入の問題点として、以下の５点を挙げている。

1. 医療の質の低下：収入拡大・コスト圧縮の追求による乱診、乱療。
2. 不採算部門等からの撤退。
3. 公的保険範囲の縮小：自由診療市場の拡大。
4. 患者の選別。
5. 患者負担の増大。

私の約20年に亘《わた》る訪問診療医としての経験からは、右記の5点は、すでに現時点で日常行われている医療である。１に関しては現在この原稿を書いていて蘇った記憶がある。数年前、私の担当していた患者がサービス付き高齢者向け住宅に入所した為、施設を訪問したところ、同時に他の訪問診療所の往診医と遭遇した。目礼を交わして施設内に入り自分の患者の診療を終わって外に出ると、先ほどの往診医が往診車で施設を去るところであった。後に知ったことは、その往診医は私が一人の患者を診療する間に六人の患者の診療を終えたとのことであった。「収入拡大を目的とした乱診、乱療」に他ならない。

2は現在も過去も病院、診療所の閉鎖、移転は、特に地域によっては、稀《まれ》ならずみられる現象である。

3は5にも関わるが、保険診療でさえ支払いに難渋する場合が稀でない私の患者には起こりえない話である。4は正《まさ》に前に述べた新聞記事に報道された問題、「患者紹介ビジネス」そのものと言える。5は少なくとも私の患者には日常起こっている問題で、月2回の訪問を1回にしてほしいという患者からの申し出は稀ではない。この問題は、その後の改定で改善されたとはいえ、2006年に制度が創設された際の、「通院困難」の線引きのあいまいさと「月2回」の基本方針が悪影響の要因と考えられるが、今回の主題とは異なるのでこれ以上触れない。

小泉純一郎内閣の総合規制改革会議の記録の中に「株式会社等による医療機関経営の解禁について」というテーマで厚生労働省と民間の専門委員（経済、学術、医療などの専門家）との間の意見交換の記録がある（2003年4月22日開催の第6回アクションプラン実行WG議事概要）。1時間半に及ぶ意見交換であるが、その後半の部分に印象的なやり取りがあったので転載する（傍点小堀。福井専門委員は、福井秀夫政策研究大学院大学教授）。

○福井専門委員　実は、今日お示しになられた、これからの営業経営の在り方に関する検討会の議事録をホームページで公開いただいていますが、その10回の議事録の中で委員の大石さんという方が次のようなことを述べております。／個人開業というのは、売上から費用、自分の給料ではなく、看護婦の給料や医療機材など、いろいろなものを引いて残りの税引き部分が全部院長先生の取り分になるわけです。これは実態として100％配当と非常に近い形だと思います。これを診療所に戻すか、自分の生活費として使うか、場合によっては遊興費として使うかは完全にその先生の判断に任されています。それと株式会社的な配当とどう違うのかわからないという発言がありますが、この発言は厚労省として正しいと思われますか、間違っていると思われますか。

○渡延指導課長　この大石発言については、勿論私出ておりましたが、記憶している限りでは、その発言についてはそれ以上質問する方も答える者もなくて、言いっ放しで終わっておりますが、その意味で、その場に出た議論の紹介ではなくて、多分に個人的考え方になります。／今の法人ではない医師個人が医療をやっているケースについての御提起であります。／これらについては、医師に限らず、資格職業で、例えば弁護士とかも含めて似たような構造が起こっておるわけでありますけれども、おおよそ個人が業をやっている場合について、営利とか非営利というのはそもそも想定できないのではないか。ある意味では、こういうふうな法人なりと局面が全く違う形でありまして、例えば高額の所得を取っているプロ野球選手、松井選手は営利なのか、非営利なのかという議論が無意味なのと同じではないか。だからある意味では局面の違う議論ではなかろうかと思っております。

○福井専門委員　今の御発言は、ある意味では非常に本質を突いた御発言だったと思うのですが、だったらなぜ株式会社が営利だからだめだと一貫して繰り返し主張されるんですか。

○渡延指導課長　自分のプロフェッショナルな技術だかアートに基づいて一定の収入を得て自分が処分するというのと、法人の場合とは全く違うのではないかと。

○福井専門委員　法人の場合には、プロフェッショナルなアートに基づいて収入を得るのではないですか。

○渡延指導課長　プロフェッショナルのうち、ほかの専門職業は別として、殊《こと》医師については医師法の規制があるわけであって、専門の医学教育を経て医師国家試験に合格した方のみが開業を許される。そういった方については、一定の職業倫理は要求され、それに非違することがあれば、当然審議会を経て処分の対象になるわけです。

その意味で、開業個人について、そういった一定の、言葉悪いですけれども、質の規制というものがきちんとなされておる、そこにおいて決定的に違うと考えております。
○福井専門委員　そうすると、整理すると個人医院と医療法人の形態とでは、個人医院は営利を追求するのは当たり前で、営利かどうかなんていうのは問題にしない。医療法人については非営利だからよくて、そののりを越える株式会社は悪いと、こういう整理、分類になりますか。
○渡延指導課長　営利、非営利という概念とは別の世界だというふうに申し上げたつもりでございます。
○福井専門委員　結構です。以上です。

四十数年前にフランスに留学していたころ、11世紀初頭にごく短期間栄えたロマネスク美術に傾倒し、休日はルノー4《キャトル》を駆って、主としてブルゴーニュ地方の、中世の面影を残す小さな町の教会を訪ね歩いた。写真はオーベルニュ地方のエネザ（Ennezat）の中心にある教会の柱頭《ちゅうとう》彫刻である。標題に「守銭奴の拷問」とあるので、この時代の営利追求が重罪であったことが窺《うかが》われる。

「もはや戦後ではない」は1956年度の経済白書の結語にある一節で、戦後復興の終了を宣言した象徴的な言葉として流行語にもなった。「もはや中世ではない」今日、我々が認識すべきことは以下の3点と考える。

1. 営利追求はもはや罪ではないこと。
2. 医療は営利追求とは無関係な聖域とされてきたが、営利追求が罪でないならば、医療を聖域とする根拠もない。
3. 営利追求と「良質かつ適切な医療」の提供（医療法第一章第一条の四）の両立を可能にするのは経営の組織形態ではなく、経営者の理念である。

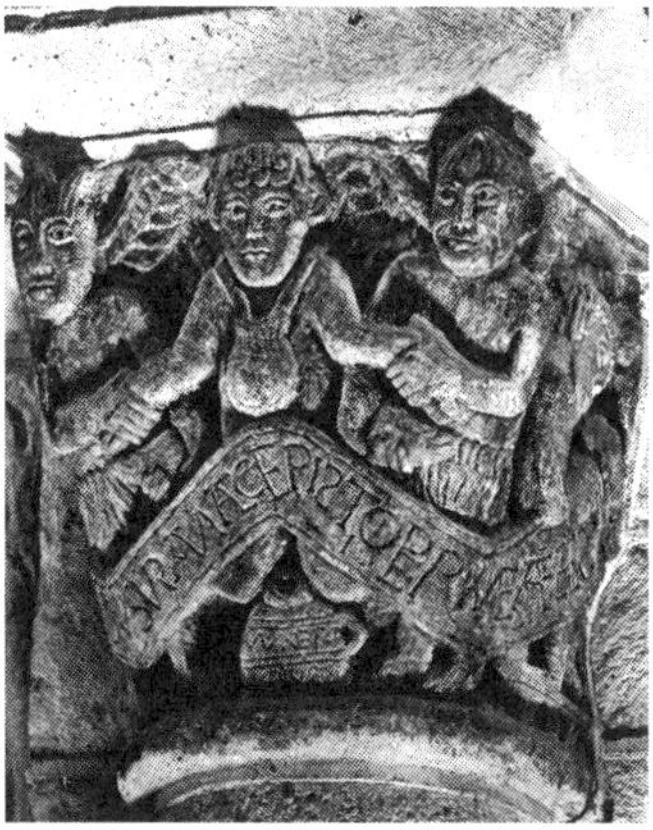
守銭奴の拷問
（フランス、エネザの教会の柱頭彫刻）

［対談］

在宅医療のパイオニア・黒岩卓夫氏との対話

黒岩卓夫《くろいわたくお》

1937年長野県美麻村生まれ。42年一家で渡満、46年引き揚げ、東京大学医学部在学中に60年安保闘争に参加。同志であった北大路秩子と結婚、7人の子に恵まれる。卒業後東大付属医科学研究所外科、青梅市立総合病院内科を経て、70年新潟県大和町診療所に赴任。76年大和医療福祉センター長、ゆきぐに大和総合病院院長、92年より浦佐萌気園《うらさもえぎえん》診療所所長。現在、萌気会会長、NPO地域共生を支える医療・介護・市民全国ネットワーク名誉会長。著書に『和解ある老いと死』(教育史料出版会、1995年)など。

尾崎雄《たけし》

1942年生まれ、早稲田大学卒。日本経済新聞編集委員等を経て、「老・病・死を考える会プラス」世話人、さわやか福祉財団評議員。著書に『人間らしく死にたい』(日本経済新聞社、1994年)など。

わが国における在宅医療の先駆的存在である黒岩卓夫氏と在宅医療について語り合いたいと思うようになったのは、かなり以前のことである。

黒岩氏は１９７０年に新潟県南魚沼《みなみうおぬま》郡大和町《やまとまち》診療所に赴任、76年には大和医療福祉センターをつくられた。全国にさきがけて医療・保健・福祉を一体化した地域医療の取り組みは「大和方式」と呼ばれている。92年には外来と在宅医療を中心とした浦佐萌気園診療所を開業、以後在宅医療を支えるネットワークづくりに力を尽くしてこられた。先方はこの道の第一人者、こちらは外科医上がりのいわば素人、お目にかかる機会もないまま何年かが過ぎ去った。

２０２２年、「老・病・死を考える会プラス」世話人である尾崎雄氏に「一冊の本」連載に際して「介護とはなにか」についてご教示を受けた（１１３ページ参照）。その際、尾崎氏は黒岩卓夫氏の名を挙げて説明された。掲載誌を黒岩氏にお送りしたことから文通が始まり、２０２２年10月末に初めてお目にかかることができた。

黒岩氏との対話を企画した理由は四つある。一つは約20年前に今まで全く経験のない分野である在宅医療を行うにあたって参考にした書籍が氏の『和解ある老いと死』（教育史料出版会、１９９５年）であったこと、第二は黒岩氏は１９３７年４月生まれ、私は38年２月生まれと、同学年で東京大学医学部を目指し、共に幾多の困難を克服して目的を達成したこと、換言すれば、ほぼ同じときに生まれ、同じ時代の空気を吸って成長し、受験戦線を戦った戦友という感覚がある。第三は戦友とはいえ、そこに至るまでの境遇も、その先の人生の歩みも、何一つ共通する点がない、全く正反対であった二人が人生の最終段階で「在宅医療」に収斂《しゅうれん》したこと。第四は何となく、この人物は本物だという嗅覚《きゅうかく》が働いたことである（どの分野であれ、一流の専門家とされる人物には、しばしば俗物が見受けられる）。

司会・進行役は黒岩氏との文通のきっかけを作ってくれた尾崎雄氏に依頼した。尾崎氏は日本経済新聞記者であられた1990年代初めに黒岩氏が院長を務めていたゆきぐに大和総合病院を訪ね、その活動を書籍に著している。高齢社会、地域福祉、終末ケアに関心を持つジャーナリストである。

＊

棄民体験と東大理科Ⅱ類Z組

尾崎　日本の在宅医療のレジェンド、地域医療の先駆者のお二人の歴史的な対談ではないかと思っています。その司会役を仰せつけられて非常に緊張しています。私自身にとっても今日のテーマは、ライフワークに当たるものです。

まず黒岩先生がおっしゃっていたのは、お二人の生い立ちがあまりに対照的であると。それにもかかわらず、東大医学部受験で合流しお二人とも熱心に大学で勉強なさった。卒業後、医師としては全く違う道を歩き、数十年間を経て再び在宅医療、地域医療というところに再合流した。この物語の背景を、当事者二人で語り合いたいということで、よろしいでしょうか。

「一冊の本」の読者は、小堀先生についてはご存じですが、黒岩先生の業績と人となりを知っているとはかぎりません。まずは黒岩先生から自らの生い立ちをお話しいただければと思います。ご自分の文化的な側面にも触れていただけるとありがたいです。

黒岩　小堀鷗一郎さんのお名前は存じ上げていました。新しい方が在宅医療の世界に入ってこられたなと。今回お会いして、生まれ育ちがすごく違うことはわかりましたし、在宅に対する仕事ぶりがこれまで付き合ってきた人たちとは違うなと、フレッシュなものを感じたんです。同じ東大医学部で学んで、別のルートを歩みながら今回、85歳で初めてお会いするとは稀有な遭遇ではないかと思っているんです。

小堀さんがお書きになった『死を生きた人びと』（2018年、みすず書房）に、「多職種が連携してカンファレンスを行なって死に方を標準化する方法は多死社会を乗り越えるには有効な手段である」という一節があって、さらに続けて「それは死のオートメーション化であり、そこには人の死に対する想いが欠けている。私の『見果てぬ夢』は、一人ひとりの患者・家族に心を寄せ合い最期をともにすごす医師になることだ」と言い切っていらっしゃいます。こんな言葉や表現がすごくいいなと。こんな言葉がパッと出てくる先生とは……。

僕も同じことを考えていて、今うちの法人「萌気会」が在宅で何千人と診ているんですね。ですからオートメーション化している。昼も夜も医者が呼ばれたところに行くから非常に評判がいい。ふつうは夜なんて医者が来ないというのもあるわけですが、いつでも医者が引き受けてくれるし、いつでも飛んでくる。診断書も書く。だけど、そういうことでいいのかなとずっと思っていた。自分が考えていたこととはいつの間にか違ってきたんじゃないかと。そこで小堀さんの文章を読んで、考えがまったく一致すると思ったんです。

ここからは自分の生まれ、生い立ちについて触れますね。

昭和12年4月2日に生まれて、その時長野県飯田《いいだ》市にいました。父は僻地《へきち》医療をやっている県の財団にいました。昭和初期の大恐慌で、あちこち不況で、山間部の僻地にはとても医者なんて派遣できない。それで県が財団を作った。父は医者の鞄《かばん》持ちだったんです。

長野県の山を歩いてまわっていました。

そして昭和18年に満州に行くことになりました。うちの父は明治28年、長野県北安曇《あずみ》郡美麻《みあさ》村（現・大町市）という、麻という字が付いている通り、麻の産地だったところで生まれて、そこの高地《こうち》という地区です。実家には長男がいて、次男が父の二一《にいち》で、三男がいて、四人目を母親が身ごもった時に、子供が多いということで中絶を考えて薬を飲んだんですが、それには水銀が入っていました。それが原因で父の母親は亡くなりました。

その時の遺言が「二一を医者にしたい」というものでした。この母親、私の祖母にあたるわけですが、次男を産んだ時が21歳だった。それで子供の名前を二一にしたんです。

前近代的な地域で、農村共同体で、封建的で、そこから這《は》い上がって市民社会に出てきてなおかつ医者になるというのはまずあり得ない世界です。しかし父は母親の遺言がずっと胸にあって、忘れずにいた。あらゆる機会をとらえて、歯医者の助手になったり、僻地をまわる医者の鞄持ちになったりしました。ある意味戦争は父にとってはラッキーだったんです。侵略者である日本という国は満州帝国という傀儡《かいらい》国家を作り、そこに医者が必要だということで、特別に特定の人を集めて試験をして、満州帝国の医師として認定したんです。それで昭和17年に父は満州帝国の医師になった。満州国に行けば医者になれる。だから父は満州に行けば食っていける。開拓団は待遇がよかったのか、日本での財産など処分してそれで家族を連れて行ったんです。

だけど敗戦後、日本に逃げ帰ってきたら当然医師の資格はなくなったわけです。引き揚げという言葉がありますが、これも差別用語ですよね。満蒙開拓は国を挙げて進めた、500万人を入植させるという国策だったのに。

小堀　黒岩さんは「棄民」という言葉を使っていらっしゃる。

黒岩　そうです。棄民です。1945年7月26日に満州北半分を放棄して関東軍の部隊が引き揚げました。さらに働ける男も全員召集してしまいました。女、子供、老人だけが残りました。ソ連軍が入ってきたのは8月9日の午前0時です。そうして私たちは難民になりました。弟と妹が死んで、僕も発疹《はっしん》チフスになって、シラミと共生していましたから死にそうになりました。それでも生きて長野県美麻村に帰ってきました。

戦後でみんな貧乏だから引揚者もそれほど目立たないということだったですね。しかし若栗《わかくり》という小集落には電気がなくランプ生活になりました。小学校3年生から中3まで6年間暮らしました。しかしけっこう楽しかったですね。「山猿ランプ少年」という生活には後悔していませんね。

その過程で子供でもけっこうわかってくるんです。その村には住めないと。土地も家もないからどうやって自分は生きていくのかと。そういう中で学校で勉強して、東大に行くという話が高校に入ってから出てきました。そして東大に行かなくては生きていけないという気持ちになってきました。それで一生懸命勉強したんだと思います。生活は臥薪嘗胆《がしんしょうたん》で家族やふるさとを一人で背負うような重さとの闘いだったと思います。

小堀 お父様は最終的には58歳で日本の医師免許をとられたんですよね。黒岩さんは満州から引き揚げてこられてランプの下で勉強して、松本深志《ふかし》高校に1学年1学級の中学校から村で初めて一人だけ入られて、東大理科Ⅱ類へと。そういう過程においてお父様からの影響、お父様のお母様からの遺言もあって、そういうことがバックボーンとしてあったわけです。

私は東京生まれの東京育ちで、そういう苦労をまったくしていないんです。しかし結論として私は医者になるのに非常に苦労して、ご存じのように黒岩さんとは同じ学年でありながら卒業は3年遅れているわけです。東大に入るまでに2年、医学部進学までに1年、合計3年遅れても、なぜ諦めないで医者になろうとしたかというと、やっぱり父親の影響が大きいんです。

私の父というのが変わった絵描きでした。愛知一中から東京に出てきて東京美術学校に入って、藤島武二《ふじしまたけじ》の教室に学んで、そこを昭和2年に卒業したんです。当時は軍国主義の時代で、絵描きというとどこか身体が悪いんですか?とか言われる。それでも絵描きになるという道を貫いて、ヨーロッパで5年間勉強して帰ってきて松坂屋で展覧会をやって、そこからいきなり表舞台から姿を消したんですね。それは彼なりの考えで、人間は名誉や金を求めていると画業は育たないと。すべてを捨てちゃったんです。

私が物心ついた時の父親というのは、自分一人で絵を描いているんです。どこの展覧会にも絵を出さないし、画商にも知られていない。そういう生活をずっと見ていてですね、父親がよく口にしていたのは「男というのは一度これぞと思ったら変えるな」と。僕が医学部に何回落ちても諦めるな、ということは一切言わない。でも昔からそういうスタンスで生きていたのが原動力になっています。

だから僕は諦めるというのは考えたことがなかった。成城学園で中学を出る時に1／2＋1／3＝2／5と書いていたんです。通分なんて知らなかったから。そういう人がなぜ3年遅れて東大医学部に入ったかというと、入ることしか考えていなかったから。男というのは一度決めたらそれを守ると。それだけだったんです。

そういう意味で、黒岩さんとは共通のものがある。それは父親ですよ。父親の存在だと思いますね。

黒岩　小堀さんの親が子供の教育に無関心だったと書いていらしたけど、本音は画家になって欲しかったんでしょう。

小堀　もともとは画家か文筆家になって欲しかった。ただ母親は全くモデルにならないんです。文学の世界だけに漂っているからね。父親も1年に1回だけ東京美術学校藤島教室の集まりにだけ出品していたけれど、絵描きではないとされていました。

親は勉強しろとは言わなかったけど、医学部に入るのは大変でした。今の理科Ⅲ類とは世界が別。当時は理科Ⅲ類はなかった。あれは小学校から勉強して入ればいいんですが我々はそうはいかない。当時理科Ⅱ類というのは、400人いて、成績順にXYZに振り分けられる。2年の教養課程が終わったところでX組40人は成績優秀者でほぼ医学部進学が約束されている、Y組は農学部やほかの学部の志望者、Z組は黒岩さんも私もいたところ。2年の教養課程が終わったところで医学部入学試験を受けるんだけど、Z組から現役で受かるのは1学年5人くらいかな。で、落ちたら退学。当時「医退」と呼ばれていました。300番台で医学部に入ったのは、僕ともう一人だけだと言われましたよ。Z組から現役で医学部に合格した黒岩さんはよっぽど頭がいいのか、運がいいのか。

黒岩　運が良かったね。

小堀　ほかの大学からの受験者も含めて、医学部だけ入学試験をもう1回やるんだから。何年も前からの、たまった理科Ⅱ類が受けてくるから。

黒岩　恐ろしい力のある浪人組が一緒に受験するからね。

小堀　黒岩さんは医学部受験を1回目で、僕は1回目は落ちて医退をして、2回目で入ったんだけど。でも理科Ⅱ類というのは、そういう残酷な試験制度だったから我々にはそういう親近感もある。え、Z組だったの？って。

黒岩　大変だったですよね。

小堀　あとになって考えればね。でも当時は入ることしか考えていないから。

黒岩　僕の場合は、財産とか何もない、居場所がない。振り返っても何にもなかった。

小堀　黒岩さんとお父様と二人で白衣を着たツーショットがご著書にありますね。意識する、しないにかかわらず58歳で正式な医者になられたお父様の背中を見てこられた。その影響を骨の髄まで受けていると思いますよ。

黒岩　父は58歳までは無免許医師だったわけですよ。夜だけ往診するんです。無免許医を8年間やった後医者になったというのはね、ラッキーだったし努力もあった。

そんな中で、僕にはたまたま東大という目的が出てきた。東大にはなんとしてでも合格しなければ、自分はもう生きていけないというところから、やったんですけど、そういう苦しみみたいなものがありました。小堀さんも相当苦しんだと思うんですよ、医学部に入るまで。

小堀　もちろんですよ。今でも医者になれないって夢を見ます。それくらい、すさまじいですよ。

中学時代の大秀才だった友人が僕に医者になれ、とすすめてくれたんですね。もちろん彼も東大医学部を目指していました。しかし、彼は高校の時に病気をして、僕が何回も落っこちているときに「俺も病気だ」「人間苦しいときほど耐えなくてはならない」と太いペン字で何枚も便箋に書いた手紙をくれました。医学部に進んでからは彼のところに行きにくくなってしまって疎遠になりました。彼は1969年に亡くなったんですが、そのことは僕のトラウマの一つになっています。

革命運動から地域医療へ

尾崎　一つ黒岩先生にお聞きしたいのは、書かれた本にもありますけれど、革命運動の体験についてです。『地域医療の冒険』（1987年、日本地域社会研究所）の中で一番印象的な記述は、1960年6月15日の国会突入のあと大学に行ってみたらまったく空気が変わっていた、と。学生運動とは、あれだけ騒いで暴れて人が亡くなったりもしたのに、そんなにあっけなく消えてしまうものなんですか？　私は先生より5歳下のノンポリですから安保闘争に参加していないのです。

小堀　僕もそこは興味があります。

黒岩　学生運動は、平たく言えば反戦運動なんです。ところがやっている当人たちは革命をやっているつもりだったんです。資本主義がダメだとか。スターリンもダメだとか。自分たちがやっていることが唯一正しいことで、正しい革命ができる可能性があるグループだと思っていたと思います。もちろん幻想ですけど。

戦争で死んでいくというのはすごく悲惨なことですよ。兵士が天皇のために命を捧《ささ》げたのは全くの虚言で8割が餓死です。妹は、終戦の年の8月9日に逃げ出して、10月8日に死んだんです。寝ているだけであっという間に。お金がないから何も買えない。桃の缶詰が食べたいといったんですね。妹が大事にしていた赤い靴を母親がもうこれを履くことはないだろうということで、売って缶詰を買ってきたんだけど、食べる力がなかった。死ぬ間際には、りんごが食べたいと言って、兄貴と仲間がどこかで盗んできたけど、これも食べる力なく、床ずれに痛い痛いと言って死にました。

僕の中では日本という国がダメだというのがあるんですよ。日本という国を信じてはいないんです。そういう小さな子供の死一つとってもそうですけど、そういうことが無数に起きるのが戦争です。

生き残って孤児となってもね、作詞家のなかにし礼さんが言っていましたよね、中国残留孤児は3回捨てられたと。孤児となった時、それから日中が国交を回復しても日本政府は探しにいかなかった。何年も放っておきました。帰国してきた人たちには冷遇しました。仕事もないから中国に戻った人もいました。僕自身、日本という国に対する不信がありながら日本という国にいるのは矛盾でもあります。

しかし僕が目覚めたのは学生運動です。高校の3年間もカルチャーギャップがあって、なかなか周囲と馴染《なじ》めない。仕方ないから勉強していました。大学に来ても、都会の人としゃべっても言葉が通じないんです。心に通ずる言葉がなかったと思います。友達もなかなかできないまま1年半が経《た》ち気付いたらZ組に入っていました。

医学部に入ってからやっと余裕ができて、学生運動に入ったんです。自分の境遇からいってこれは考えなくてはいけないと。1960年の1月16日に岸信介《きしのぶすけ》が安保条約調印のために渡米したんです。それで羽田空港にデモで押しかけたんです。前の夜から小雨降る寒い日で。スクラム組んで横に女性がいて、それが今の妻。暗くて顔もよく見えないうちにデートを決めちゃったんですよ。ロマンもあったということですね。

警官に「ポリ公帰れ！」とかワーワー言って。都会の学生はあまりデモなんかやらないんです。暴れているのは田舎の人。都会人は「あんなことやったって」とか言って麻雀してるくらいでした。

６月15日に国会突入で意識不明になり、朝目覚めて、２週間後に病院から出てきたら、キャンパスが真っ白の世界で太陽は眩《まばゆ》く輝き、そこには誰もいなくなっていました。あの激しいデモは、激した仲間はどこへ行ったのか、目をこすっても何も見えない。すべてが夢だったのかと思いました。

小堀　どこかに黒岩さんが書いていた覚えがあるんだけど、「同志といいながらどこかで腹をさぐりあう」。つまり世の中の虚偽の世界、世の中というのはすべてまやかしだから、同志と呼びながら信用できないような経験をして、それが新潟に向かったひとつの動機になったと。

全学連の医学部自治会委員長だった時から新潟に行くまでの数年間、政治運動にかかわりながらこれはまやかしだと思いながら過ごしていたのですか？

黒岩　それが半分です。もう半分は本当にあの運動の再現はできないのか、新しい社会なんてどこかにあるのか、探してみよう。しかし生活はどうするのか、と迷っていたと思います。そして自分はどういう医者になるかと考えた時、自分は満州にいて、信州の山村に暮らして、なんとか運良く医者になって、その過程で大学の権威と闘った。そして巨大な組織に入ってそこで医者になるイメージは全くでてこないなと。だから一人でもできることをやってみようと。農村に行って医療を変えていくということはできないだろうか。人間としてやり直してやってみようとか。
政治運動というのは、同志ということになっていますけれど、実際には不信でつながっているんです。「あいつは裏切るだろう」とか、ゲバで、本当に殺し合って。いかにも仲間同士のように見えますけど、実際には「あいつどうかな?」という不信感をもっていて。そういう社会は嫌だと思いました。医者になって大きな組織でやっていけばあるところまではいくだろうけど、自分が望むようなことができるかという自信もない。それで田舎に行って一人でやってみようと。その途中で1969年の全共闘の安田講堂事件が起きた。この運動については傍観者だったけど、安保闘争と違い、敵もいる。果たして自分はどうなんだという自問自答が深まっていきましたね。
尾崎　このあたりで小堀先生にも聞きたいんです。黒岩先生は「ポリ公!」とか言って革命運動をやっていたわけですが、小堀先生は同じ学内にいたわけですよね? 駒場と本郷で離れていたとしても「都会の人は何もしない」とおっしゃっていましたけれど。
小堀　僕は学生運動には全く関心がなかった。当時僕は理科Ⅱ類で何に関心があったかというと、東大ア式蹴球《しゅうきゅう》部というサッカー部。成城学園では中学時代にサッカー部に入っていたんですが、成蹊、武蔵、学習院という坊ちゃん学校で一緒に対抗戦をやっていた選手がたまたまいっぺんに五人、東大に入った。それで一気にレベルが上がって、一部リーグに昇格するかもしれない。つまり黒岩さんが盛んに運動をしていた頃、私はそっちの運動に夢中になっていたんです。それで医学部入学試験にも落っこちました。

黒岩さんは「同志というのは不信で結びついている」という失望や嫌悪で新潟の診療所に入って、そういう世界から足を洗った。僕は食道がんの手術をやりたかったからずっと大学に残りましたが、僕は僕でその間何十年間か、不信感の中で生きてきました。

黒岩　学生運動って同じようにやっている仲間が一番左で、その周りが何かあれば協力するシンパ。あとは、妨害しない人たち。運動部と右翼は相手にしないんです。

戦争、難民、棄民とか考えてきて、このまま国のあり方に「はいはい」と言うわけにはいかないという思いがぶり返してきて。それで一人でも自由にできることをやってみようと。それで思い切り脱いだというか、色んなものをとっぱらったんです。その頃から「聴診器1本と檻褸《かんじき》をはいて」が私の思想というより「流儀」になったのではと思います。しかし今考えてみると、あれだけ憧れた東京大学に進学して、もうこれで食べていけると安心した医学部、医師、また共に闘った仲間たちも捨てて、自分一人でできること、医療とは何か。豪雪の農村で大衆の声に耳を傾けてみよう。そんな気持ちで仕事を始めたと思います。こうした自分を変える、試してみることが小さいけれど〝革命〟に通ずるのではないかと。

新潟県の大和町診療所に勤務して「聴診器1本と樏をはいて」から、いつの間にか「地域を変える」をテーマに掲げました。病院になってからは「大和町が変われば国が変わる」くらいの大きな構想でした。予防・治療・リハビリを一体化した「大和方式」と呼ばれるシステムで、大和町の地域医療が全国の自治体病院のモデルになった時代です。

実は大和町の町長選に出て落選しました。私のビジョンは行政も本気にならなければ健康な町にはならないというものでした。小さな大和町を、「健康シリコンバレー」にしたかったのです。産業も健康福祉も一体化し、人体学習（博物）館もつくる、といったものでした。

ゆきぐに大和総合病院を辞めて1992年に診療所を開いてから、僕は在宅医療に目覚めました。地域の風景も、病院から眺めたものと、小さなクリニックからの風景は全くちがったものでした。まだ介護制度もないころ、アメーバのように口コミで広まり在宅患者が増えました。家によっては私が往診する日は近所の人が数人集まり、まさに自然発生的なミニ・デイケアになったんです。地域とかシステムではなくて、地域をつくってきた一人ひとりの人間が対象になったんです。このあたりから小堀さんが40年経って人の死につき合うようになったのと同じくらい、家族がわかる、一人の老人がわかるようになってきましたね。

小堀　最初に尾崎さんが「日本のレジェンド」と言われたけど、僕に限っては間違いですね。昨年秋に黒岩先生と初めてお会いして、新幹線の終電まで飲んだ時に、我々の結論は、黒岩さんは神様で僕は偽物だねって。黒岩さんは医者になってからの最初の30年くらいは革命家。社会を変えよう、世の中を変えよう、こうあっちゃいけないというところに視点がある。

それで1992年から診療所を始められて。そこで初めて人間というものに関心をもつようになった。1回変わっているんですよね。蚕《かいこ》のように脱皮しているの。

私は外科一筋。そこから脱皮するの。僕は在宅医療を20年やって、黒岩さんは30年。神様と偽物の差はたった10年なんですけどね。

尾崎　僕は在宅医療を、新聞記者として30年近く断片的にですけど見てきているんです。在宅医療で実際親や義父も世話になりました。僕が一番印象に残っているのは、NHKの下村幸子《さちこ》ディレクターが作ったドキュメンタリー『人生をしまう時間《とき》』の最後のほうです。看取《みと》りの場面が出てきますよね。小堀先生は外で待っているんですよ。庭に柿の木があって、行くたびに色づいていく。最後のシーンでも外で柿の木を見ながら待っていると、家人がやってきて「終わりました」と言ってくる。あの場面がすごくて。あれが在宅の極意なんじゃないかと思ったんです。

小堀　あれは僕のオリジナルではなくて、真似《まね》なんです。

僕は最初に在宅医療を始めた時に、遡ると黒岩さんの『和解ある老いと死』を熟読したんです。フィロソフィーはほとんどここから得ているんです。医者よりナースやヘルパーが大事とかね。僕が20年前に読んで印象に残ったのは、やってはいけない医療とやるべき医療があると。非常に斬新ですよ。僕は外科医を40年間やってきて、なおも堀ノ内病院まで行って手術をして、しかしいよいよ70歳を超えて食道がんの手術ができなくなって、でも病棟は持てないでしょう。だって東大で病棟医長になって手術専門になってから、処方箋なんて書いたことないし、指示なんて出したこともない。薬の名前もわからない。点滴なんてやったことがないんだから。その時に、この本を読んで「これだ」「これでいこう」と。

お手本になる人は嗅覚で選んだんです。黒岩さんは同世代で同じ空気を吸った人で、そのときは頭のいいX組だと思っていましたからね。でも書いたものは本物だという感じがしたんです。

黒岩さんの《和解》という考え方は、いまだに使っていますよ。医者っていうのは患者の命を救わなくてはいけない。たとえ老衰で死にそうになっていても、肺炎を起こしていたらとりあえずその肺炎は治して抗生物質で点滴して戻さなくてはいけない。だけど患者は「嫌だ」という。家族は「生かしてください」と。医者は生かさなくてはいけない。その三つ巴の和解をどう見出していくかだと。そういうことでこの本は非常に印象的なんです。

ほかには蘆野吉和《あしのよしかず》さん、新田國夫《くにお》さん、太田秀樹さん、あと川越厚《こう》さんの本から学んだ。あと「文藝春秋」の記事で読んだエピソード。患者の臨終が近そうだったので、家族だけにして訪問医が看護師と席を外してタバコを吸って戻ってきたら亡くなっていた、というものです。僕のオリジナルではないんです。それを真似しただけです。僕は全くの偽物なんです。すべて真似でできあがっている。

尾崎　それを実践できるというのは偽物ではないです。

黒岩　小堀さん、『和解ある老いと死』をこんなに深く読んでいただき敬服するばかりです。お互いに思うようにいかなくても、許し合い、結果としては何かを残したまま《和解》が自然と出てきて、自分は精いっぱいやった、よかったねと思えればよいと実感するようになったのです。完璧など無理ですね。

尾崎　在宅医療の醍醐味は『和解ある老いと死』にも書かれています。私は次のくだりを繰り返し読みました。「患者の家を訪ね、その枕元に座ると、病気よりまず人柄や家族やときにはその人生まで見えてくる。とくに在宅ケアを続けていると、患者・家族・医師や看護婦が、三つ巴となってときには対立しときには意気投合し、喜びや悲しみを分かち合い、そのゴールへと歩んでいく」。

死への自覚の低さ

黒岩　小堀さんが、名もない誰からも顧みられなくて死んでいく人それぞれが、貴重な体験とか、物語をもっているとおっしゃっていますね。

小堀　そうです。

黒岩　在宅医療の中でその一人ひとりの物語をキャッチして、組み上げて、それを挽歌《ばんか》と呼んでおられる。ふつうはそんなこと考えもせずさっさと遺体を骨にしてしまうんですが、そういうことに僕は、違和感があったから、小堀さんの言葉は新鮮でした。ただ問題はね、「命を永らえる医療と命を終えるための医療」と。小堀さんは死という言葉を使っていないんですよ。「死ぬための医療」とはおっしゃっていない。延命という言葉もありますけれど。

小堀　それはね、温和に温和に、死という言葉に世の中はアレルギーを起こすから。わざとそういうふうに書いています。

黒岩　死をタブー視しちゃって。触れない。見て見ぬふり。家族もそうなってきますよね。死の過程をちゃんと見ていなくて、それはどうなんだろうとおっしゃっておられる。こういう見方をね、表現も含めてこれまであまりしていなかったと思うんです。そこはじっくり話してみたい。

小堀　実は挽歌というのは、僕は自分では気が付かなかったんです。堀ノ内病院の堀越くんという若いセンター長が指摘してくれたことです。彼は、国立国際医療センターで僕が外科部長だった時、レジデントでした。その後国際医療協力をやって二十何か国の貧困と戦ってきたんだけれど、２０１３年に僕のところに来たんです。彼はマスで、世界銀行の金とかＪＩＣＡ（国際協力機構）の金とかをどうやって分配するかという世界にいたから、個々の事例でなくて、政治家や学者とか社会を相手にしていた。でも一人ひとりの世界と向き合っている訪問診療の仕事を僕のところで見て、それをやりたくなって来たんじゃないかと僕は想像しています。彼が、啓蒙の目的で書き始めて、途中で嫌になって放ったらかしにしていた僕の書きかけの原稿を見て、「先生、これはやっぱり出版したほうがいい」と。「一人ひとり誰も知らないような人の死が、先生がこういうふうに書けば蘇《よみがえ》る。そこに意味があるんじゃないか」と言われた。そこで僕が挽歌という表現で、一つ一つの事例をコラージュのようにつなぎあわせて『死を生きた人びと』を書いたんです。

黒岩　昔は、入院患者が「退院したい」と言うと、病院の医者に「死ぬ気か」って言われたこともあります。そういう時代もあった。「退院？　とんでもない！」って。

尾崎　医療を受ける側、患者側も成熟していない場合がありますね。

黒岩　それはね、一般市民の死に対する経験が少ないというか。しかし、かつて日本が結核王国だった頃は若い人たちは死のそばに居ました。

尾崎　ただ僕は、医者側、医療側にも責任があると思います。医療は治すものだ。病院は治して帰すところだと思い込んでいる背景には、それを思わせるような医療構造、医療システムが厳然としてあるからです。それが少子高齢化、超高齢社会になって、そのままでは済まないということになってきました。にもかかわらず一般市民の多くはまだその事に習熟していないんです。医者が「治してあげますよ」と言っといて、もうダメだとなると、「退院してください」というふうになるから患者は戸惑うのです。

僕が親しくしてきた緩和ケア医の山崎章郎《ふみお》先生は『病院で死ぬということ』（1990年、主婦の友社）を書いています。ミリオンセラーになり映画化もされました。この時が病院信仰を転換するチャンスだったと思います。ただ、そのあと地域医療計画とか、医療のシステム化や高度医療の発展に目を奪われて、「医」の本質にかかわる何かが忘れられてしまった。だから、いまだに「死」が医療の現場でも世間でもタブーになっているんじゃないでしょうか。これについてぜひご意見をお聞かせください。

黒岩　同感です。一方科学の成果はたしかに寿命を延ばしています。しかし死の数が減ったわけではありません。

小堀　社会も未成熟だし、医者も社会の一員として、全然「死」をほのめかさないですからね。ただ医者の未成熟はいいけど、病棟の担当医の無神経さによる影響とか、黒岩さんは日常そういう確執と遭遇しませんか？

黒岩　しょっちゅう遭遇しますよ。

小堀　病院の医者はね、明日死んでもおかしくないような患者を次の予約日なんかを決めて平気で帰すんです。

黒岩　小堀さんは自分が働いている病院の医者とでしょう？

小堀　黒岩さんは別の法人の医者ですよね。

黒岩　うちは全部別の病院の医者なんですよ。だから日常的に、用心しています。中にはこの医者はいいとか、この医者はダメとかもありますからね。

小堀　なるほどね。

黒岩　妻が理事長を務めるケアハウスで経験したことですが、70歳の脳梗塞の患者さんが胃ろうで、老人ホームに入ってもらうしかないと病院の医者に言われたんです。現場のケアハウスの職員は「それだったらうちに帰って看取りをしよう」と言ったんですね。主治医は「そんな気の毒なことはできない」と言うわけですよ。職員は「私たちがちゃんと最期を看取りますから大丈夫です。ずっと看取ってきていますから」と説得したのですが、退院する日に主治医は「これから餓死することになるから、点滴にたくさん栄養を入れておきました」って。その栄養がどうなったか、大量の便になって出てきました。

小堀　よくわかります。それが現状ですよね。

黒岩　妻は、治すことしか教えてこなかった医学教育の問題もあると言っていました。医者にとっては死というのは敗北なんですよね。

カルミネーションを実現するためにターニングポイントを見極める

黒岩　小堀さんの言っている「カルミネーション」。これもまた新しい言葉でフレッシュに感じるんだけど、これを受け入れるとすれば、生から死へのターニングポイントも議論されるようになると思うんですね。

尾崎　私もカルミネーションは、この対談のメインテーマではないかと思っていました。

小堀　カルミネーション（Culmination）という言葉は辞書には最高点、頂点、全盛、完成、とあるけれど、一般的な言葉ではなく、法律用語として、「Natural Culmination」といった表現で会社・法人・集合体の対義語として「個人」を表すものらしい。僕がこの言葉を聞いたのはイギリスに住む知人の弁護士からなんだけど、彼は子供の時からイギリスにいて、大学法学部を卒業する寸前にビザの発給を拒否されたので、裁判で解決する方法を選んだそうです。これは、外国籍の人間が一定期間国内に滞在すると、自動的に英国籍を得るという当時の事情も絡んでいたそうですが、彼の弁護人であった英国法弁護士の陳述にこの言葉が出てくるんです。この弁護人は、彼が15歳で親元を離れて学寮生活を送った後、法律家を目指して大学卒業に至ったことを強調し、「学業・職業・人生を包括した、個人のあるべき最高点（Culmination）」への到達に温情をもって対処すべきであると雄弁に語って、勝利を収めました。知人もこの言葉を法廷で初めて耳にしたと言っているから、それほど一般的でない言葉なんだろうと思います。

黒岩　そうですか、でもすごくいいと思いますね。

小堀　僕はこのカルミネーションという言葉と「どうしても家で死にたい」と言って自宅へ帰った多くの患者や、酒が飲みたいと言って自宅に帰ってウイスキーを飲み続けながら亡くなった患者、どうしてもタバコが吸いたいと言って強制退院の形でアパートに帰り、自販機への路上で亡くなったニコチン中毒患者などの最期がすぐには結びつかなかった。

結びついたのは、多分、一、二年後にたまたま目にしたパリの緩和ケア病棟勤務の心理学者マリー・ド・エヌゼルの著書『死にゆく人たちと共にいて』（西岡美登利訳、1997年、白水社）に寄せたフランソワ・ミッテラン（元大統領）の序文「この本を一言で表すならば、『死によって人間は自分が本来そうなるべき姿に導かれる』である」を目にしてからですよ。

尾崎　僕は先生の文章を読んで、カルミネーションのための医療やケアというものが必要になってきたのかなと思いました。

小堀　患者が、死期が近づいても治るまで病院にいればいいと思っているようだと、カルミネーションなんて言っても通じないんです。「庭の花が見たい」とか、「小鳥が来るところを一目見て死にたい」とか、そういう人が少ないんです。本人も自分が死ぬと思っていないから。ただ治りたいって。

黒岩　カルミネーションにいく前に議論するとすれば、「命を永らえる医療」と「命を終えるための医療」を考えて、ターニングポイントをどうするんだというのが一つの大きなテーマですね。表現もね、間違うと「殺す気か！」と言われたりしてね。

小堀　誤解を生みやすい、また問題も多い表現ではあるが、医療には、「生かす医療」と「死なせる医療」があって、その間にターニングポイントがあると考えています。

尾崎　ターニングポイントというのは、言葉をずばり言ってしまうと、医療を止《や》める時ととらえたらよいですか？

小堀　もうこれ以上生かすための治療を考えるのは止めよう。ここからは、もう死ぬための医療だと。見守る家族の心が休まるように皮下に500mLくらい点滴をやるとか。1日500mLの水分補給では人間は生きられませんから、死ぬための、しかし立派な医療です。

尾崎　死なせるポイントということでしょうか？

黒岩　小堀さんが、誤嚥《ごえん》をしょっちゅうしている夫を妻が自宅に引き取って、夫のその日の様子を見ながらお粥《かゆ》を食べさせるという実例を挙げておられましたね。

小堀　あれも医療はちゃんとやっているんです。熱が出れば抗生物質をお粥に混ぜるし、毎日訪問看護師に尿量を報告させて尿量に応じて皮下点滴を500〜1000mL行なう。だけど治して生かす医療ではないんです。

黒岩　ターニングポイントは医者や看護師ではない人が見た方がわかることもあるんですよ。老人ホームの職員などは朝晩、状態を見ているでしょう。介護の関係者はね、けっこうわかるんですよ。医者のように医学が頭の中でいっぱいになっていると、決めにくい。

小堀　なるほど。黒岩さんが言った事例でも奥さんがターニングポイントを決めました。

黒岩　そう。家族とかスタッフとか。そういう人たちの意見を聞いて、それから医者が行ってみて。特養、特別養護老人ホームでは相当正確にやっています。体重の減り方とか。

食べ方とか量とか。そういうのを見ている介護の人たちは「先生、そろそろですよ」とか。ACP（アドバンス・ケア・プランニング＝人生会議）は現状ではほとんど意味ないんだけど、家族にも伝えた方がいいですよね。そういうことで僕も家族に話しますけれど。もうこれ以上、何もしないほうがいいというのはわかります。以前、福祉による看取りっていうのがいいか、悪いかという議論があったんですよ。福祉側からの見方でターニングポイントを含めて決めようというものでした。それに対して大反対するグループがあって、たとえば脱水、気付かずに脱水を放っておいたら死んでしまうと。点滴1本やれば元気になる。ところが君たち福祉職に任せたらそういう人が死んでしまうと言ってね。結局喧嘩《けんか》になって、福祉系は負けたみたいになったんですよ。

尾崎　栃木県の在宅医療を支えてこられた太田秀樹医師がある勉強会で、若い医者が「みなし看取り」をする恐れがあると指摘なさっていました。つまりターニングポイントをしっかりと見極めることなく、これはもうおしまいだと思ってしまう危険性です。

小堀　一生懸命見極めようとしないで、家族とも相談せずに簡単に「この患者は看取るべき患者」と決めてしまった若い救急担当医の事例を「一冊の本」でも取り上げたことがあります。

尾崎　「死」の扱いがマニュアル化されているんではないでしょうか。若い医者はマニュアルで一生懸命勉強して、こういう時はもう看取りが近いから、看取りケアだってことになるらしい。それはダメだよと太田先生は憂えている。本物の在宅医は、その辺のところがわかるはず。看取りの目利きですね。

黒岩　若い医者は在宅医療を、特に看取りについてはすぐにはわからないのだと思います。「若い医者には在宅医療は無理なのではないか」と小堀さんはおっしゃっていたけれど。

小堀　知識も経験も未熟なうちはやるべきではないと思います。

黒岩　それは僕も同意します。

尾崎　その通りだと思います。ただ、医療の場が病院から在宅にシフトせざるをえないのがトレンドだとすれば、「やるべきではない」とは言っていられなくなります。この辺が悩ましいところではないでしょうか。僕も同じ考え方はもっていますが、教育や研修がきちんとできれば看取りも考えてくれるのではないかという望みはもっています。

死と出合う場と状況

尾崎　僕は30年くらい前からデス・エデュケーション（死への準備教育）を唱えられたアルフォンス・デーケン先生に私淑していました。デーケン先生が指導するアメリカやヨーロッパのホスピスを見学するツアーにご一緒しました。2001年9月11日の同時多発テロは、デーケン先生を団長とするホスピスの見学ツアーに参加していて、あの現場にいたんです。ホスピスの医者や看護師らと一緒にワールドトレードセンターが炎上して崩落する瞬間を見ました。死はいきなり、なんの準備もない時に襲ってくるものだと実感しました。1億2千万人いる日本人の中で、あの時、あの場に、たまたま自分が居合わせた。これは何なんだ……と。そのときから、死に強い関心を持つようになりました。

在宅医療に打ち込む先生方は、日常の暮らしの中に人の死を見つめてきたわけですよね。僕の場合は非日常的な大事件だったんですけれど、日常的に死を見つめている先生方は死をどのように感じているか。前からそこが知りたかったのです。

実は、去年の11月、駅のプラットホームでよろめいて線路に転落しました。加齢で筋力と平衡感覚が衰えていたせいでしょう。運良くかすり傷一つ負いませんでしたが、このとき「死」は日常のひとこまだということを再確認しました。お二人だけでなく医師は日常的に死と付き合っているはず。あえて極端な言い方をすれば、「死」に麻痺《まひ》してはいませんか。

小堀　麻痺しているという言い方もできるかもしれないが、正確には生と死が透けて見えるというか、僕の中で区別できなくなっている。それをなんとか人にわからせようと思って、数年前、書を習い始めた小学校の同級生に「生」の文字を銀色で、「死」を黒で一枚の色紙に重ねて書いてもらったことがある。

尾崎　黒岩先生はどうですか？　麻痺していないですか。日常的に人を看取ってきたから。

黒岩　死は当たり前のように見ているんだけど、突然の死には考えさせられます。延命を本心から願い頑張っていた88歳の女性が最近ミカンの房を4つ喉に詰まらせて死にました。それだけのことでとね。「死を迎える」と表現すると宗教やあの世まで意識が広がりますね。この世からあの世へ送るわけですよね。この世では医者は条理の世界に居ますので条理の世界から非条理の世界への橋渡しは難しいですね。死というのは、もともと医者はそこはしなくてよかったんです。良寛《りょうかん》の看取りの場には、医者はいません。私がその発表をしたとき、聞いていた医師がびっくりしていました。欧米ではチャプレン（聖職者）がいて、もう死期が近いと思ったらそちらに任せる。

小堀　黒岩さんは宗教とずいぶん関わっていろんなお寺と、真言宗とか、浄土宗とかいろいろやられていますよね。

黒岩　僕は、宗教はあった方がいいと思います。特に親鸞《しんらん》の浄土真宗は、お浄土といって死をプラスに考えているところがあります。浄土へ行ってもまた還《かえ》ってきて人を救うというのですね。死者がいる世界があって、死はそんなに嫌なことではないと。親鸞の頃は、京都の鴨川に死体がゴロゴロ転がっている。疫病が流行《はや》ったり、政情が不安定になったりして。生きていることがすごく辛《つら》いような状況がいっぱいあったわけです。親鸞の教えは思想として生と死を広げた世界と受け止めていることだと思います。そして〝浄土〟とか〝あの世〟はあると考えた方がゆとりができてよいと思いますね。

尾崎　先ほどふれた『病院で死ぬということ』の山崎先生は5年前に大腸がんになりました。手術を受けるなど手を尽くしたが肺に転移し、ステージ4になりました。抗がん剤治療を受けたところ、耐え難い副作用に襲われ、本業の訪問診療ができなくなってしまうので、抗がん剤治療を中止しました。がんは治らないにしてもQOL（Quality of life　生活の質）を保ちつつ自分がやりたいことがやれるよう実験をしてきたんです。詳細は山崎先生の著書『がんを悪化させない試み』（新潮選書、2022年）に載っています。

その過程で、山崎先生はこんなことを漏らしています。死を意識し、覚悟したら、「今まで自分が看取ってきた何百人だか何千人だかの人たちに会えると思うようになった」。彼はクリスチャンでも仏教徒でもありませんが、死をプラスに考えているんですよね。死ぬことは楽しみとは言わないけれど、それほど辛いとは思わないそうです。あの山崎さんだから、そう言えるのかもしれませんけれど。

常に耳を傾ける

小堀　黒岩さんは「在宅医療とは瞽女《ごぜ》の世界だ」とおっしゃっていますよね。『和解ある老いと死』にも書いているし、最近もおっしゃっておられますよね。これには二つ意味があってね。人間の優しさと人の話を聞くことなんです。

「瞽女さんが在宅訪問ケアの原点という意味は、瞽女宿で、自分たちの話が終わってから若い農婦の悩みをいつまでも黙って聞いてくれた。これは日本社会の底辺に暮らす者たちの心からのコミュニケーションだ。死にゆく人もそうですよね。それが在宅訪問ケアの核心ではないか」。これ、2022年11月の「在宅医療推進フォーラム」で黒岩さんが言っていることです。

たまたま『死を生きた人びと』をフランス人の友達がフランス語に訳してくれて、それの序文とあとがきを書いてくれたのが、フランスの医療行政に長く関わってきた、僕と同い年の医師グザヴィエ・エマニュエリで、一面識もない人なんだけど、彼は序文の中で外科医の父アンブロワーズ・パレの言葉とされる「時に癒し、しばしば苦痛を和らげ、つねに慰める」を紹介し、「パスツールは慰むの代わりに、耳を傾けると言った。この書の著者、小堀は耳を傾けることを知っていた。演壇から自説を語るのではなく、動揺している家族の話を聞き、死の淵《ふち》にいる患者の最後の望みを聞き取ろうとした」と書いた。在宅医療の黒岩さんの定義、在宅医療とは「優しく話を聞くこと」と一致するのではないか。

黒岩　その通りと思いますよ。越後瞽女のこと、私の思い以上の感想をいただいて本当に嬉しく思います。また小堀さんの本の翻訳版のタイトルは『美しい死　La belle mort』とあったでしょう？　耳を傾ける。そういう姿で医師が対応している。その先生と患者さんの姿が美しいというふうに、僕は感じました。

尾崎　僕は新聞記者でした。新聞記者は本来、聞くことのプロフェッショナルのはずです。ところが必ずしもそうとは限らない。ときとして聞きたいことしか聞かない。原稿のシナリオを作って、取材をしながらシナリオに合うセリフを欲しがり、材料を取りたがる。聞くというのはほんとうに難しいなと思います。

小堀　優しさというものを本当に感じたことが2回あるんです。2回とも若い頃にバイトで当直に行った聖母病院でした。がんの末期の奥さんで、僕は夜だけの当直だから、なりゆきは全然わからないけど、ご主人が大工のような荒っぽい人で、奥さんが最後の呼吸をしているところで、「俺が悪かった。こんなに悪い医者にかけて、こんな悪い病院に入れて悪かった」って号泣するんだ。そこにいた僕はいたたまれないんだけど。そうしたらね、険悪な顔をして呼吸していた奥さんが急にふわっと、優しい顔になった。それで息を引き取ったんです。それが一つ。

もう一つは、パリミッションに所属する神父でね、日本に戦前から来ていた人で、やはりがんの末期だった。僕が当直していた夜亡くなったんだけど、夕方にシスターの妹がこの人も入院中だったんだけどパリから神父に電話してきた。それが二人で「メルシー」「メルシー」って会話している時に、人間の優しさってこんなものなのかって。

その二つが忘れられない。話を聞く、優しく聞く。優しさというのはこういうものだと思います。

黒岩　よくわかります。優しさは、愛とも悲しみにも通ずるものと思います。

在宅医療の未来像

小堀　黒岩さん、あともう一つ、あなたほどのレジェンドにですね、将来の在宅医療はどうあるべきかというのを語っていただきたいんです。僕はノーアイデアで自分がやれなくなった後など、どうでもいいんです。けれどあなたは医学部時代から革命家として社会をどうしたらいいか、これから世界はどうあるべきかと考えてこられた方だから。

黒岩　小堀さんね、ぼくは40年、革命革命と叫んでいたわけではありません。政治革命を本気でやったのは、東大医学部の3年生から4年生にかけてです。安保6・15国会構内闘争までです。ほんの短い期間です。ただ、僕の生い立ちから、日本という社会を変えていきたい、という思いは消えずにいました。もう一つ、自己改革というか自分を変えてきたところはあります。東京での政治革命は政治として終わりました。しかし自分の生き方としての〝革命〟は信念のように残っていました。魚沼に来て53年になりますが、健康・医療・福祉を一体化した「大和方式」は医療革命であると同時に自己革命だと思っています。

その後魚沼基幹病院ができ、システムもつくられ、地域完結型医療になりました。これは具体的な医療づくりであり地域づくりにもなりました。この過程は私が道筋をつくり、ゆきぐに大和総合病院は町がつくり、基幹病院は県がつくりました。私は医師をしながらのパイオニア的役割を果たしたと思っています。あえて言えばRevolutionerではなく、Pioneerだったのかもしれません。

小堀　若い医師たちに期待することはありますか？

黒岩　若い医師も変わってほしいと思います。ターミナルケア、在宅ケアそのものにそれは面白い、と興味をもって勉強しようと、そういうものにしていかないと。僕は「在宅医療は、その世界が、医療を変え、医師を変える力を持っている」と思っています。小堀さんも在宅医療で変わったわけですよ。外科の専門医だったために、変わり方の深度も大きかったと思います。

小堀　たしかに変わりましたね。

尾崎　ある公立大学の附属病院長がこんなことを仰《おっしゃ》っていました。若い人たちはけっこう死の問題に関心をもっている。彼らは在宅医療や緩和ケアに目覚めるから、そういう教育もしている。ところが、研修医になって経験を積んでいくうちに、これではダメだというふうになっていく。こんなことやっていたって、病院のなかで偉くなれないし、医療界でも偉くなれない、というふうに志が萎《な》えてしまう。そこが問題で、目覚めた人をきちっと受け止めて働いてもらえるような医療システムがなければダメ。メッセージを伝えてもそこから先が続かない。世の中は動きはじめた。けれどもそれを阻むアンシャン・レジームは厚い。在宅医療というのは、古くて固い医療の土壌をカルチベート（開墾《かいこん》）していく、非常に良い〈場〉なのではないでしょうか。

死を生きる

黒岩　人間とは何か。人間は生き方だ。あくまでも生き方の中に、死の問題が出てくると僕は思っています。死は確かに終点ではあるんだけど。終点までどうやって生きるか。生活は死ぬまであるんですよ。

あらためて小堀さんには『死を生きた人びと』のタイトルの意味を説明してほしい。死を生きるって、これがすんなりといけばいいいんですよ。

小堀　僕はね、最初に考えたタイトルは「死を生きる」だったんです。そうしたら、版元のみすず書房から、1年半くらい前に同じタイトルの本が出ているからダメですと言われて、それでやめた。

この患者にカルミネーションを、彼らが望む死に方をなんとか実現させようと努力することによって、自分自身も死を考える。だから患者も自分も「死を生きる」、だと考えたんです。

黒岩　具体的には名もなく、誰にも顧みられることもなく、静かに死んでいく人びとは、まさに死を生きているわけですよね。「死を生きる」、それはすごく大事な言葉ですね。ナチュラルカルミネーションは、死を生きる中にも実現可能とみてよいし、それを期待しなければと思います。カルミネーションの概念を成熟させるには、もう少し時間が必要と思いますが、たとえば認知症患者の過去の世界にもあるし、看取りという中にもあると思いたいです。

尾崎　僕は、黒岩先生の生き方は30年くらい前から知っているつもりでした。小堀先生については、あの本を読み、従来の「在宅医療職」を超えた何かを感じました。普通の人たちの死をいくつも紹介されていました。それがいわゆる症例としてではなく一人ひとりの物語でした。この雑誌連載でも、名もない人たちの死をレポートしている。これを書いている人が食道がんの手術を何十年もやっていた外科医だというところに、世の中が変わった、医療がさざなみのように変わってきた、と感じ取りました。もしかしたら、これは「医」が地殻変動を起こす前触れではないか。

小堀　70歳までは食道の手術もやったけどね。で、いよいよできなくなって、偶然のきっかけから在宅医療を始めた。他にやるとすれば外来だけど、僕はもともと外来が好きじゃなかったから。同じような話の繰り返しだから。

尾崎　聞く力にならないじゃないですか（笑）。

小堀　訪問診療では聞いているんですよ。30分ずつ。一人ひとり長々と。その人の人生に興味がある。聞けば聞くほど、あらゆる人生があるとわかる。

黒岩　革命というのは急にはできないし、急にやった革命は失敗しますね。明治維新も大戦突入で失敗─崩壊となります。80年はもちましたが、大革命だったロシア革命も70年しかもちません。徐々に変えていく。やはり自分が変わる、変えていく努力がはじめてであり終わりであるとも言えます。

小堀　これも自分の革命だと？　それだ。棄民が革命をやりとげたと。

黒岩　棄民が革命をとは、はじめて気付かされました。

（2023年1月東京都内にて）

おわりに　在宅医療の近未来

世界に類を見ない超高齢社会の到来（団塊の世代のすべてが75歳以上の後期高齢者となる）は目前に迫っている。

２０２３年5月に私は日仏会館で開催された在宅医療についての日仏ジョイントレクチャーに講演者として参加した。その席上、聴衆を交えた質疑応答の中で、目前に迫った高齢社会に対して政治、社会はどのように対応するべきかという問題が提起された。もう一人の登壇者であったフランスのグザヴィエ・エマニュエリ氏は国境なき医師団の設立メンバーで、シラク大統領時代に緊急人道支援担当相を務めた経験も持ち、現在もパリのホームレス対策に力を尽くしているため、この問題に関しては特に熱心に持論を展開された。彼が発言の冒頭にフランスでは社会保障が歴史的に行き届いていることを強調されていたことから、高齢化が日本ほど切迫した問題として受け取られてはいないように感じた。これは日仏間の経済格差に由来するものかもしれない。

我が国では、2025年までにはまだ10年も猶予のある2015年あたりから既に、高齢社会対策の目標達成を危ぶむ識者の見解がさまざまなマスメディアに公開されるようになった。すなわち介護難民の大量発生への危惧である。

「『介護難民』10年後43万人　東京圏13万人　地方移住を提言」という2015年の読売新聞の記事を先にも参照したが（124ページ）、当時は訪問看護師、ヘルパーなど、介護を担う人的資源の不足、そして種々の高齢者向けの介護施設不足が心配されていたのに対し、2024年時点では、施設数そのものよりは施設を利用するための費用が問題となっているように思える。

例えば特別養護老人ホーム（以下特養と省略）の数である。2019年における特養数は61・96万床と、1999年策定の「ゴールドプラン21」での36万床という目標数を2倍近く上回っており、ハード面での環境は整備されたといってよい（125ページ参照）。

にもかかわらず超高齢社会の解決策として期待されたような結果が得られないのは特養の開設基準が一般型から個室タイプの地域密着型に変わったことが大きいと考えられる。これによって倒産する特養に歯止めがかかる一方、より利用者の費用負担が重い地域密着型特養の空床が目立つようになった。
特養以外にも、1994年の「新ゴールドプラン」ではグループホームの整備が盛り込まれ、2011年にはサービス付き高齢者向け住宅（サ高住）が創設された。しかしながら我々が通常扱っている患者の中で月額15万〜20万円の生活費を必要とするグループホームやサ高住を利用できる患者は一部に限られている。その一方で、入居金が億を超える豪華な高齢者施設が全国的に急速に利用者数を増やしている。ここには格差社会の進展・貧困層の増加という30年前には想定されていなかった新たな問題が浮かび上がってくるのである。

更に格差社会の進展を我々に肌で感じさせる指標がある。それは医師が関わっている、医療機関（診療所・病院）、特養、介護老人保健施設以外（殆《ほとん》どが自宅であるが、路上、公園なども含まれる）における死、すなわち警察による検案事例（検死例）である。因《ちな》みに死亡を証明するものとしては、医師による死亡診断書と警察による死体検案書がある。

この問題は本書の中でも取り上げてきたが（52、133ページ参照）、家族を含め、社会からの孤立と極端な貧困に通底する、社会格差の象徴とも言うべき検死例がここ数年明らかに増加している点が注目される。

図10は私の勤務する堀ノ内病院における年間の①入院死亡数、②在宅死数、③当病院の

図１０　堀ノ内病院における死亡例の推移

	2018年	2019年	2020年	2021年	2022年	計
①入院死亡数	115	240	242	257	231	1085
②在宅死数	38	36	41	57	54	226
③検死数	93	116	128	148	197	682

医師が立ち会った検死数の推移を示したものである。なお、検死事例とは具体的には消防署救急隊員もしくは一般人からの通報を受けて出動した警察官が死体を検案し、犯罪性がないと判断されて（犯罪性がある場合は監察医務院が行政解剖を行う）、医師が死体検案書を作成した場合である。

最近５年間の検死総数が６８２名と、同時期の入院死亡数１０８５名の６割を超える数に相当する事態は、我が国が発展途上国であるかのごとき錯覚を起こさせるが、この数字は地域医療センタースタッフでもある小島武堀ノ内病院会長が自ら行った正確な検死事例の数である。

検死に至る事例はそれぞれ個別の事情を抱えており、我々医師がその背景を推測することは困難である。しかしながら、いくつかの条件が重なれば容易に検死対象になったであろうケースにはしばしば遭遇する。

72歳男性。慢性呼吸障害。在宅酸素。独居。

小学生時代から喫煙を経験していたヘビースモーカー。建築関係の仕事で各地を転々としていた。生活保護費はパチンコ代（1回2万円）で消える。空腹になると腹痛を訴え、救急車を呼んで近隣の病院に入院することを繰り返し、いずれの病院でも入院費未払いでブラックリスト入りしている。ＡＤＬ（食事・排泄など日常生活動作）が低下し「Ｋお泊りデイ」で最期を過ごす前は、我々もケアマネジャーと度々食料をアパートに運んでいた。

この事例は「Ｋお泊りデイ」という新座市の宿泊サービス付き通所介護事業所「Ｋ」の利用者で、115ページで紹介したものだ。国の在宅サービスには「通所介護」（通称・デイサービス）と「短期入所生活介護」（通称・ショートステイ）がある。介護保険外の自費で宿泊可能とした宿泊サービス付き通所介護事業所の通称が「お泊りデイ」である。「Ｋお泊りデイ」は料金が他のお泊りデイに比して安価であること、職員数が規定の倍の人数であること（このため経営が極めて困難になっている）、そして高度の認知症患者をも受け入れて、職員がマンツーマンに近い形で対応していることから、いわば営利追求型の対極に位置する施設と言える。

貧困は政治の問題である。政治でなく、医療・介護を職業とすることを選んだ我々は、貧困者の医療をどのように行うかを考えねばならない。冒頭に述べたエマニュエリ氏や対談した萌気会《もえぎ》浦佐《うらさ》診療所の黒岩卓夫《くろいわたくお》氏であれば、このような政治との関わりの中で解決すべき医療の問題を行政、一般社会と一体化して考え、考えるだけでなく更に実行に移すことが可能であろう。現実に黒岩氏が新潟県南魚沼《みなみうおぬま》市に根付かせた医療・介護・福祉をシームレスに包括したヘルスケアは、その典型例とも言える。

個々の患者との直接の関わりの中でしか医療を考えることのできない、木を見て森を見ない私のような在宅医は、そのような人間として、そのような人間らしい方法で問題解決に向かう他ない。

その第一は、上記「Kお泊りデイ」利用者の主治医となることである。現在12名の定員のうち10名の主治医を務めている。「Kお泊りデイ」は「困っている人をとにかく助ける。無条件で受け入れ、死ぬ瞬間まで人間としての尊厳が守られる居場所を作る」ことを事業所の目的に掲げる施設で、私が利用者の主治医となることで、検死の対象となる事態を多少とも回避し、更に最期の過ごし方を彼らの意に適ったものにすることができるのではないかと考えた。ただし定員の12名のうち残りの2名は、家族が訪問診療に必要な医療費の支払いを拒否したため、主治医になることはできずにいる。

第二は営利追求を優先させない介護施設の開設である。2021年、「Kお泊りデイ」の事業所の目的「困っている人をとにかく助ける」を見たときに私の頭に最初に浮かんだのは「仏の慈悲」であった。偶々《たまたま》私の医学生時代に交流のあった千葉県流山《ながれやま》市の浄信寺三輪行雄住職が私の診療活動を取材したNHK BS1ドキュメンタリー番組を観て連絡してきたことから、寺の敷地内に介護施設を設ける構想が進み、既に2024年春着工の予定である。三輪住職にとって、このような高齢者施設を開設する主な目的は、利益の追求よりも檀家《だんか》との生涯にわたる繋《つな》がり、健康な時の定期的な講話から葬儀までの間を点でなく線で繋ぐ拠点としての意義がある。私にとっても利益追求を第一義としない介護施設が一つ生まれれば、それでよいのである。

第三は堀ノ内病院の将来計画の一環でもある、看護小規模多機能型居宅介護（看多機）の開設である。2021年9月の新座市地域密着型サービス事業者公募に対して申請を行い、2023年5月に「あい」という名称で開設の運びに至った。

看護小規模多機能を利用するのは、以下のような方々と我々は想定している。

1. 医療を必要としている。
2. 介護の必要度に比べて、家庭での介護力が十分でない。

3．人生の最終段階にかかっている。
4．身体的苦痛、心理・精神的苦痛、社会的苦痛、スピリチュアルな苦痛、換言すれば全人的苦痛を抱えている。

最近の事例を呈示する。

58歳女性。進行胃がん（肝、卵巣転移、腹膜播種《はしゅ》）。夫と長男と同居。

2023年1月に腹痛を主訴として都内の大学病院に入院、検査の結果高度に進行した胃がんと診断され、種々の化学治療を行ったが効果なく、5月に退院した。退院時の担当医からの説明によって患者は自らの病名と予後を明確に理解した。
患者の今後の方針も明確に2項目に整理される。1．病気の治療にこれ以上費用はかけず、その分は夫（仕事で早朝から深夜まで不在）と息子（就職1年目で超多忙）に残しておく。2．最期の日々は自宅に戻って、可能な限り今まで通りの日々を送る。
患者は5月末に退院し、その5日後我々の訪問診療が開始となった。訪問診療は可能な限り費用をかけないよう、訪問回数を抑えつつ7月初旬まで行った。同じ理由から、訪問看護もヘルパー派遣も行わなかった。患者は買物をはじめ身の回りのことはすべて自立して行いつつ、それなりの満足すべき日々を送っているように見えた。
6月下旬から、全身的な衰弱が進行し、この段階になって初めて彼女は地方に住む母親と姉妹に自らの病《やまい》のことを伝えた。7月初旬、堀ノ内病院の看護小規模多機能型居宅介護「あい」入所、駆けつけた母親と姉妹に別れを告げ、5日後に息を引き取った。

年齢を問わず、死に臨んで自らの行方をしっかりと見定め、それに対して方針を立てる患者は少なくない。少なくはないが、社会全体でみれば、ごく一部の少数派に過ぎない。このような少数派の一患者の最後の思いに沿った介護・医療を提供できたという点で、堀ノ内病院看護小規模多機能「あい」の宿泊中死亡第1例としての意義があると考える。家族の介護が期待できない状況にもかかわらず、様々な理由で最期の日々を自宅で過ごすことを選んだ人びとが検死対象となっている現状を顧みると、この事例もまた検死事例となった可能性は決して小さくはない。

金を生む高齢者の「死に際」

介護施設を探したことがある人なら一度は「看取り対応可」や「ターミナルケア」

と謳う施設を目にしたことがあるのではないだろうか。実は、このように介護事業者が「看取り」を前面に押し出して宣伝するのには理由があった。

誤解を恐れずに言えば、「看取りは儲かる」のだ。

終末期介護のカラクリ。この問題に踏み込む前に、まずは前号で報じた「囲い込み」と「介護漬け」について振り返っておきたい。


（「週刊新潮」２０２３年7月27日号）


在宅医療の近未来に関しては、医療・介護の世界が営利追求を第一義とする多数派を占める現況が変わることはないと考える。一方社会も、国が掲げたアンチエイジング（旧来の表現によれば不老不死）の旗印のもとに、サプリメントを常用しつつひたすら長寿を願い、不幸にして病を得たならば、高度な医療を受けることのできる病院に入院し、最先端の治療を受けてより長き生命の延長を図る人間が多数派を占める現況が変わるとは思えない。

これに対し、毅然として、勇気をもって死に向かい合った我々の看護小規模多機能宿泊死亡第1例の58歳女性は、明らかに少数派である。そして何よりも、我々も又このような患者の最期の日々を是とし、その実現を希《ねが》う少数派と言わざるを得ない。

黒岩卓夫氏との対談の司会・進行役をお願いした尾崎雄《たけし》氏宛に一通の手紙が寄せられた。

送り主の阿部智介医師は現在43歳、佐賀県唐津《からつ》市の過疎地、旧七山《ななやま》村で医療法人慈孝会七山診療所に勤務しておられる。その手紙の一部を紹介したい。

私の中では在宅医療は特別なことではなく、地域医療を担っていく上では必然のことと思います。歩いて来ることができる、介助してもらって来ることができる、そのような状況の時は外来通院されます。老衰に限らず、癌《がん》にしてもそうです。そして、通院することが難しくなってきたら、こちらから患家《かんか》に行く。ただ、それだけのことです。地域医療を行っていくうえで、その主体は患者であり、患者の状態に合わせて最善の医療環境を提供していくことを考えていけば、在宅医療は単なる選択肢の一つに過ぎず特別なことではないと思います。ですから、看取りだけが在宅医療ではありませんし、中には在宅医療から外来医療にリハビリを通して復帰される方もいます。多分、病院医療がここまで大きくなる前、それこそ在宅死が病院死よりも多かった時代は、そのようなことがあたりまえだったのではないでしょうか。

営利追求の方策としてではなく、本来のあるべき姿の在宅医療を当然のこととして、淡々と地方で行っている若い医師の存在は、今後更に広がることが予測される格差社会における在宅医療の困難な道を照らす一筋の光明と言えるのではないだろうか。

2020年4月から足掛け4年、「一冊の本」の15回の連載で、「命を終えるための医療」の概念、そこに深く関わるカルミネーションとターニングポイント、「介護とは何か」など、執筆しながら多くのことを学んだ。

中でも、死にゆく人の大多数は「命を永らえる医療」を求めた末の入院死を遂げ、一部の少数派が「命を終えるための医療」を求めて在宅死を選択すること、そして我々は少数派の在宅医として、少数派のための患者に関わって来て、これからも関わり続けるであろうという結論は、日ごろから「日本の医療は新座から」をスローガンとして掲げてきた私にとっては一大転機とも言える。

約20年前に見よう見まねで始めた在宅医療が2018年NHK BS1スペシャルとして放映されたとき、多くの視聴者の反応は〝好評〟に属するものであったが、近しい3名からは私という人間の傲慢さを指摘された。映画監督・伊藤俊也《しゅんや》、「話の特集」元編集長・矢崎泰久、そして妻玲子である。既に矢崎氏と妻は亡《な》い。本書の結論が、この3名が納得するものとなれば幸いである。

謝辞

故小尾俊人《おびとしと》氏が亡母小堀杏奴《あんぬ》の随筆集を出版するために我が家を訪れたのは私が小学生の時であった。

小堀鷗ちゃんの手紙。ユーモラスであり、且つしまったハガキ。切手への感謝。気持が明るくなりうれしくなる。桃ちゃんはスカートをぬっており、杏奴さんは相変らず疲れたと言っている由、大喜びの鷗ちゃんを想像すると愉快である。
（宮田昇『小尾俊人の戦後』〈日記「1951年」〉みすず書房、2016年）

亡父小堀四郎が戦前パリで購入したデッサンの鑑定を依頼するため銀座の画廊に同行して貰った2011年春までの60数年間、小尾氏は私にとって年の離れた兄のような存在だった。私への呼びかけは、子供の時は「鷗ちゃん」、成人後は（医師となった後も）、「あんた」だった。

堀ノ内病院地域医療センター堀越洋一センター長との出会いは、私が国立国際医療センター（現・国立国際医療研究センター）に外科部長として赴任した1993年であるから30年になる。当時彼は外科レジデント3年目で〝若頭〟的な存在であった。外科診療一般、国際医療協力、在宅医療と異なる領域にまたがる30年間、彼は私の傍らにいて常に冷静に私を支えてくれた。

編集部デスク三宮博信氏と編集協力者瀬川ゆきさんへの謝辞には別種の趣がある。三宮氏との関わりは2020年4月からの「一冊の本」連載に始まった。最初はゲラ原稿の事務的な受け渡しであったが4年の間に価値観を共有する飲み友達となった。これが本書の完成にどのような影響を及ぼしたかは読者が判断すべき事柄である。

瀬川ゆきさんは世田谷文学館学芸課長時代に開館15周年記念「森鷗外と娘たち展」（2010年）の件で拙宅に来られたのが最初である。私が医学論文以外で初めて書いた「祖父森林太郎」（「鷗外」第91号、２０１２年）に際して資料収集から非医学的文章表現に至るまで、多くの助言を得た。それ以降の10年余り難解な私の文章が多少とも読者に理解されたとすれば、それは彼女の支援の賜物と言える。

初出一覧　すべて「一冊の本」

第1章　在宅死をめぐる希望と現実
1　訪問診療医前史　2020年4月号
2　「老い」は克服すべきものか　2020年7月号
3　新型コロナウイルス蔓延下の在宅医療　2020年10月号
4　在宅死のアポリア　2021年1月号

第2章　命を終えるための医療――人それぞれのカルミネーションを求めて
1　Culmination（カルミネーション）――最期の望み　2021年4月号
2　「生への医療」から「死への医療」へのターニングポイント　2021年7月号
3　アドバンス・ケア・プランニング（人生会議）は社会に浸透するか　2021年10月号
4　海の見える家――ある夫婦の物語　2022年1月号

第3章　医療と介護
1　医療と介護の境界　2022年4月号
2　介護難民と死の差別化　2022年7月号
3　異業種の介護業界参入　2022年10月号
4　営利追求と良質で適切な医療の提供　2023年1月号

【対談】　在宅医療のパイオニア・黒岩卓夫氏との対話　2023年4、7月号

おわりに　在宅医療の近未来　2023年10月号

小堀鷗一郎（こぼり・おういちろう）
一九三八年東京生まれ。東京大学医学部医学科卒業。医学博士。東京大学医学部附属病院第一外科、国立国際医療センター（現・国立国際医療研究センター）に外科医として勤務。定年退職後、埼玉県新座市の堀ノ内病院に赴任。訪問診療医として七〇〇人以上の看取りに関わる。著書に『死を生きた人びと　訪問診療医と355人の患者』（みすず書房）、『死を受け入れること　生と死をめぐる対話』（養老孟司氏との共著、祥伝社）、『いつか来る死』（糸井重里氏との共著、マガジンハウス）がある。訪問診療の活動を追ったドキュメンタリー映画「人生をしまう時間《とき》」（二〇一九年公開）も話題となる。母は小堀杏奴、祖父は森鷗外。

死《し》を生《い》きる
訪問診療医《ほうもんしんりょうい》がみた709人《にん》の生老病死《しょうろうびょうし》

二〇二四年四月三十日　第一刷発行
二〇二四年八月三十日　第四刷発行

著　者　小堀鷗一郎
発行者　宇都宮健太朗
発行所　朝日新聞出版
〒一〇四-八〇一一　東京都中央区築地五-三-二
電話　〇三-五五四一-八八三二（編集）
〇三-五五四〇-七七九三（販売）

印刷製本　中央精版印刷株式会社

Published in Japan by Asahi Shimbun Publications Inc.
ISBN978-4-02-251979-5
定価はカバーに表示してあります。
落丁・乱丁の場合は弊社業務部（電話〇三-五五四〇-七八〇〇）へご連絡ください。
送料弊社負担にてお取り替えいたします。